T0246723

Rolfing:
el método
de Ida Rolf

FRANCE HATT-ARNOLD

Rolfing:
el método
de Ida Rolf

Recuperar la verticalidad del organismo
mediante la manipulación de la fascia

Un viaje al corazón de la intimidad gravitatoria

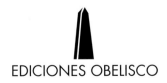

EDICIONES OBELISCO

Si este libro le ha interesado y desea que le mantengamos informado de
nuestras publicaciones, escríbanos indicándonos qué temas son de su interés
(Astrología, Autoayuda, Ciencias Ocultas, Artes Marciales, Naturismo,
Espiritualidad, Tradición…) y gustosamente le complaceremos.

Puede consultar nuestro catálogo en www.edicionesobelisco.com

Colección Salud y Vida natural
Rolfing: el método de Ida Rolf
France Hatt-Arnold

1.ª edición: junio de 2024

Título original: *Le Rolfing: la méthode d'Ida Rolf*

Traducción: *Susana Cantero*
Maquetación: *Marga Benavides*
Corrección: *M.ª Ángeles Olivera*
Revisión: *Begoña Fontana*
Diseño de cubierta: *Enrique Iborra*

© 2020, Éditons Quintessence
(Reservados todos los derechos)
© 2024, Ediciones Obelisco, S. L.
(Reservados los derechos para la presente edición)

Edita: Ediciones Obelisco, S. L.
Collita, 23-25 Pol. Ind. Molí de la Bastida
08191 Rubí - Barcelona - España
Tel. 93 309 85 25
E-mail: info@edicionesobelisco.com

ISBN: 978-84-1172-117-2
DL B 7438-2024

Impreso en Gràfiques Martí Berrio, S. L.
c/ Llobateres, 16-18, Tallers 7 - Nau 10. Polígono Industrial Santiga
08210 - Barberà del Vallès - Barcelona

Printed in Spain

«La vida es breve, el arte es largo».

HIPÓCRATES

PREÁMBULO

● ● ● ● ● ● ● ● ● ● ● ● ● ● ● ● ●

Mientras leía el libro de France Hatt-Arnold, me vino a la mente la siguiente declaración de un osteópata francés contemporáneo: «Por supuesto, Ida Rolf era excelente en su trabajo, pero en realidad nadie sabía lo que hacía. Sobre eso, lo único que tenemos son interpretaciones».

Esas interpretaciones se remontan a las diversas aplicaciones prácticas de la primera generación de docentes certificados por Ida Rolf. Aquellos a los que ella formó no tenían tan sólo conocimiento de los conceptos que contenía: Ida Rolf les pedía que pasaran un tiempo significativo estudiando cómo efectuar ese trabajo y que se dejaran impregnar antes de practicarlo. También tenían que recibir el ciclo de las sesiones sobre sí mismos, bajo su supervisión. De esa manera fue como incorporaron su método.

Los conceptos y los pensamientos subyacentes del método de Ida Rolf se hallan claramente expresados en su libro: *Rolfing – The Integration of Human Structures*. Es una obra maestra intelectual, escrita por una pionera que ha encontrado su sitio al lado de otros grandes pioneros del trabajo corporal del siglo xx. No obstante, este libro, a pesar de lo inspirador que es, deja numerosas preguntas sin respuesta. No indica de dónde procede este trabajo ni en qué podría desembocar en el futuro. Tampoco dice cómo se realiza, porque a Ida Rolf, con seguridad, no le gustaba la idea de que su método se degradara reduciéndose a simples experiencias no profesionales realizadas a domicilio. De modo que, sobre este tema, el lector no tiene más remedio que hacer suposiciones.

La mayoría de las enseñanzas que siguen las ideas de Ida Rolf se han transmitido oralmente de generación en generación. Nunca se ha examinado de manera exhaustiva la relación entre las raíces de su trabajo y su desarrollo actual.

La fuerza que tiene el libro de France Hatt-Arnold es la de colmar un gran vacío, no tan sólo para los terapeutas de otras escuelas, sino también para todos aquellos que se interesen por el organismo humano. Se revelará también como un verdadero recurso para cualquier artista, en particular para los bailarines y los músicos. Proporciona respuestas importantes y plantea preguntas nuevas. Demuestra de manera clara que el Rolfing no es una técnica, sino que se puede considerar un concepto único de observación del organismo somático humano, que apunta a mucho más que el mero «análisis» del cuerpo.

«El objetivo del Rolfing es que el cuerpo desaparezca». Esta declaración de Ida Rolf, parecida a un *kōan*,[1] subraya que el trabajo sobre el cuerpo puede abrir una puerta interior a la persona humana, a su razonamiento y a su espíritu. Puede sostener modalidades de ser y de actuar, de asentamiento tranquilo y de movimiento dinámico.

Recuerdo haber organizado la primera formación europea de Rolfing para el Instituto de Ida Rolf en un pueblecito de Francia, junto a la frontera suiza. Fue hace casi cuarenta años. Así que estoy muy feliz de que este libro se haya escrito en francés.

Peter Schwind

Peter Schwind es miembro de la Facultad Internacional de Rolfing® para la enseñanza avanzada del método. Fundó el Munichgroup, en el que enseña las técnicas membranarias del sistema de las fascias. Propone un programa de formación interdisciplinar que fomenta el diálogo profesional entre diferentes procedimientos manuales. Es autor de numerosos trabajos publicados en alemán, en inglés, en italiano, en polaco y en español sobre Rolfing y sobre las técnicas membranarias del sistema de las fascias.

---

1. Pregunta que hace un maestro zen para comprobar el progreso de un discípulo *(N. de la T.)*.

AGRADECIMIENTOS

● ● ● ● ● ● ● ● ● ● ● ● ● ● ● ●

Doy las gracias, muy en particular, a Anne Bourrit, por su relectura del manuscrito, sus correcciones y su entusiasmo, así como por la dicha de haber compartido esos momentos que hemos pasado juntas.

Muchísimas gracias a Clara Bohnenblust, por su relectura y sus observaciones respecto al último capítulo sobre el sistema de las fascias, así como por su paciente ayuda técnica.

Gracias, asimismo, a Carla Bottiglieri por su atenta relectura de último minuto y por sus observaciones tan pertinentes.

Gracias también a Thomas Findley por la verificación de las informaciones transmitidas en el último capítulo sobre el sistema de las fascias, y a Robert Schleip, quien, por añadidura, ha incorporado varios detalles importantes relativos a esas informaciones.

Doy las gracias igualmente a mis pacientes mujeres por el impagable testimonio de su aventura vivida a través de la experiencia de Rolfing, así como a mi colega Nicola Carofiglio por su sincero testimonio.

Gracias a mi colega Otto Barney, por su confianza, disponibilidad y ligereza durante las tomas fotográficas, así como a Didier Jordan por su toma de fotos y su aptitud para hacer a la gente sentirse cómoda, y también por su generosidad.

Gracias, en particular, a Anouk Tank por la frescura de sus dibujos y por la disponibilidad con la que se ha ajustado a mis peticiones.

Finalmente, doy las gracias a Peter Schwind por haber creído de inmediato en este libro y por haber escrito su prefacio con tanta amabilidad.

Este libro no existiría si mis profesores, mis pacientes, mis estudiantes y todos mis colegas de la facultad de Rolfing® y de Rolfing® Mouvement no hubieran contribuido de una u otra manera a su elaboración.

Así pues, les doy las gracias de todo corazón.

LA AUTORA

● ● ● ● ● ● ● ● ● ● ● ● ● ● ●

France Hatt-Arnold se cría en un universo en el que música, rítmica dalcroziana e improvisación corporal forman parte de su educación de base. Desde una temprana edad, practica el yoga, y, después, más tarde, el taichí, el qi-gong y la meditación. Tras haber obtenido su *maturité fédérale*[1] en Ginebra, pasa un tiempo cuidando a personas mayores en centros específicos, así como en la clínica psiquiátrica de Bel-Air. Atraída desde que era muy joven por el poder curativo del tacto, se marcha a aprender diferentes técnicas de masaje en la Boulder School of Massage Therapy, en Colorado, Estados Unidos. Allí aprende masaje sueco, shiatsu, masaje neo-reichiano, reflexología, *biofeedback*, hidroterapia y dietética, y cursa estudios básicos de anatomía, fisiología, patología y *counseling*. Asimismo, en Boulder conoce el Rolfing, el Rolfing® Mouvement y el Instituto de Ida Pauline Rolf. Particularmente impresionada por el impacto de este método manual que afecta a la vez a la postura y al lenguaje corporal, France emprende su estudio y, en 1986, abre su consulta práctica en Ginebra.

Profundiza sus conocimientos y sigue el trabajo de Peter Levine, quien más tarde crea Somatic Experiencing, un método de rehabilitación de traumatismos. Con el fin de perfeccionar su tacto, asiste a clases regulares de osteopatía visceral, craneal, articular, miofascial y neuroendocrina, organizadas por el Munichgroup, en Alemania.

Además de las sesiones individuales, France imparte clases de Rolfing® Mouvement a sus pacientes y a diversos grupos interesados, bailarines, fisioterapeutas, podólogos, profesores de Pilates, músicos y profesores de yoga.

En 1994 pasa a ser miembro internacional de la Facultad de Rolfing® Mouvement. Perfecciona su comprensión del movimiento y trabaja du-

---

1. La *maturité fédérale* corresponde al título de Bachillerato o a la superación de la prueba de ingreso en la Universidad *(N. de la T.)*.

rante veinte años con Hubert Godard, bailarín, terapeuta de Rolfing e investigador, que reúne parámetros clínicos y científicos en torno a las coordinaciones perdidas, encontradas o recuperadas con la gravedad, dando acceso a una expresión libre y profunda de la personalidad de cada uno.

En 2007, se convierte de manera oficial en profesora de Rolfing® en la Asociación Europea de Rolfing® en Múnich.

En 2013, crea la Asociación francófona de Rolfing® y pone en marcha la primera formación francófona de Rolfing® en Ginebra.

Casada y madre de dos hijas hoy ya adultas, France ejerce en su consulta de Saint-Jean en Ginebra.

Aparte de la enseñanza profesional de Rolfing® y de Rolfing® Mouvement para la Asociación Europea de Rolfing, imparte clases de formación continua a los Rolfers, y, de manera regular, cursos de Rolfing® Mouvement a sus pacientes y a diversos grupos interesados.

Introducción

●●●●●●●●●●●●●●●●●●

¿Cómo es posible que los funambulistas, los deportistas acrobáticos, los bailarines o los mimos parezcan jugar con el espacio sin estar sometidos a la fuerza de la gravedad?

¿Cómo asir ese misterio expresivo tan conmovedor de una cantante cuyo sonido parece proceder del espacio mismo?

El espacio parece ser vibrante y estar habitado por ciertas personas de las que no podemos sino admirar la resonancia vocal o el lenguaje corporal, a la vez fluidos, poderosos o delicados. ¡Hay tantas variaciones posibles en el hecho de hacerse con un espacio que *a priori* parece que pertenezca a todo el mundo! No obstante, todos no lo percibimos de la misma manera y, por consiguiente, hacemos de él un uso muy distinto.

Lo que modifica nuestras percepciones del espacio, ¿es cuestión de educación, de lenguaje, de cultura, de entrenamiento, de estudio o de todo ello a la vez?

Algunas personas, sólidas como peñas, gozan de una fuerza que parece brotar de las profundidades de la Tierra. ¿Cómo comprender el fenómeno de que cuatro individuos no puedan levantar a un maestro de Aikido cuando éste ha decidido permanecer pegado al suelo? ¿Y por qué perdemos literalmente el equilibrio y nos tenemos que sentar al escuchar una mala noticia que nos afecta muchísimo?

Descubrimos la relación con el suelo ya desde nuestro nacimiento, tal que un imán que nos engancha, nos acoge, nos ancla o nos sostiene en la superficie de la Tierra. Este suelo nutricio que, más tarde, nos ayuda a darnos impulso, también puede faltarnos bajo los pies, retenernos o darnos peso.

Parece que, para mantenernos de pie y desplegar nuestros movimientos, necesitáramos construir nuestro equilibrio en torno a dos polos «gravitatorios» insoslayables: nuestra relación con el suelo y nuestra relación con el espacio.

En la relación misma de estos dos polos es donde emerge la percepción de un eje en torno al cual está articulado nuestro organismo de un modo muy particular, a la vez instintivo y complejo, y que en ningún caso puede hacer caso omiso a la fuerza de la gravedad. A ese eje Ida Rolf lo llamaba **The Line**.

Al dar nuestros primeros pasos de niños, cuando aprendemos a caminar, saboreamos esa búsqueda de equilibrio que maravilla al entorno de los adultos que asisten a ese espectáculo. A este rico aprendizaje, aclamado con «ahhhs», con «ohhhhs», o acompañado de «ayyyy» y llantos no se le da un nombre real ni se le enriquece con un vocabulario construido para la ocasión. Por eso, llegados a la edad adulta, nuestro lenguaje corporal sigue siendo verbalmente pobre, mientras se expresa de manera elocuente por la vía indirecta de nuestro ritmo, de nuestra cadencia, de nuestro adueñamiento del espacio, de nuestra coordinación, más o menos fluida, y del reparto de nuestro peso. Nuestro caminar de niños, convertido en un automatismo ya adquirido en la edad adulta, no parece ya interesar a nadie, y, no obstante, nos interpela cuando queda frenado o discapacitado como consecuencia de un accidente, cuando no responde a nuestras apetencias de movimiento o cuando vamos avanzando en edad.

¿No merecería la pena detenerse un instante sobre ese mecanismo de aprendizaje y volver a considerarlo para comprender lo que está en juego en el maravilloso desequilibrio de la marcha?

¿Hasta qué punto un movimiento que halla su comodidad en el corazón de un perpetuo desequilibrio puede ayudarnos a adaptarnos a un entorno en constante evolución, a facilitar nuestras relaciones humanas, a estar plenamente presentes, encarnados, expresados?

Es forzoso constatar que no nos basta con acceder a una cibernética bien afilada, incluso con muscularnos de manera inteligente para satisfacer nuestras necesidades de comodidad motora, de desempeño y de existencia. Es curioso advertir que, incluso estando físicamente entrenados, solemos herirnos siempre en los mismos sitios o del mismo lado, y que nada nos protege de una dolencia visceral o de otra más perniciosa. Es más que legítimo, entonces, preguntarse qué es lo que se oculta detrás de nuestras debilidades perceptivas, desvía nuestro caminar, crea acortamientos musculares, «acurrucamientos» y dolores que muchas veces se vuelven crónicos. De manera visible, esta fragilidad que se nos escapa condiciona nuestras percepciones, nuestra coordinación de movimiento y nuestros afectos, y viceversa.

Somos seres sensibles y, lo queramos o no, reaccionamos a nuestro entorno, a la presencia de los demás y de todas las cosas.

En su libro *Au-delà de la culture*, el antropólogo Edward T. Hall habla de sincronía de nuestros movimientos cuando nos encontramos varias personas juntas en un mismo lugar. Sin ser plenamente conscientes de ello, ajustamos nuestro lenguaje corporal al de los demás. ¿No es sorprendente que percibamos el bienestar o la incomodidad existentes entre dos personas, hasta incluso el contenido de su diálogo, sólo con mirar cómo se mueven sus cuerpos y sin oír lo que se dicen?

Nuestro lenguaje corporal revela, asimismo, la relación íntima que mantenemos con los lugares que habitamos y en los que trabajamos. Se crea una capacidad perceptiva y corporal de hacernos con ellos, directamente ligada al potencial de movimiento posible en un espacio dado, con el mobiliario propuesto o elegido. Esta relación, una vez convertida en habitual, ejerce también un impacto directo sobre nuestras funciones vitales. En efecto, ¿por qué solemos respirar mejor cuando estamos paseando por la orilla del mar o por las crestas de una montaña, en un espacio abierto, y por qué parece contraerse nuestra postura y reducirse nuestra coordinación respiratoria en un contexto urbano? ¿Es el simple efecto bioquímico del yodo o del oxígeno, el contacto con una naturaleza cuyo recuerdo vuelve a nosotros, o, quizá, el hecho de estar de vacaciones o de fin de semana y más descansados? ¿Cuáles son, pues, los elementos perceptivos de nuestra relación con nuestro entorno y con los demás que facilitan fluidez de movimientos, coordinación respiratoria y ajuste postural? Estas preguntas, abordadas en sociología, arquitectura, antropología, filosofía, fisiología, biología, psicología, neurociencia y biomecánica, tienen un interés particular para los Rolfers, que convierten en su oficio la recolocación del organismo dentro del campo de gravedad con el fin de que recupere soltura, fluidez, descompresión, flexibilidad, anclaje, estabilidad y libertad expresiva.

Ida Pauline Rolf,
fundadora del método Rolfing®
Integración Estructural

● ● ● ● ● ● ● ● ● ● ● ● ●

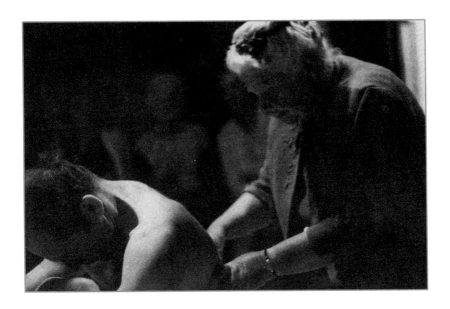

Su trayectoria y sus fuentes
de inspiración

Ida Pauline Rolf (1896-1979) creció en el Bronx, en Nueva York.

Fue una de las primeras mujeres estadounidenses que obtuvo un doctorado en bioquímica en la Universidad de medicina y cirugía de Columbia, en Nueva York, en 1920. Es también la primera mujer a la que se le otorgó un puesto de investigación en el Instituto Rockefeller,[1] en el Departamento de quimioterapia y química orgánica, en el que trabajó durante doce años. Es coautora de una docena de artículos sobre la química de los lípidos, principalmente con su mentor Phoebus Levene.[2]

Se casa a la edad de veinticinco años con el ingeniero Walter F. Demmerle, tiene su primer hijo con veintiséis años y el segundo con veintisiete.

Más tarde, estudia física nuclear y matemáticas en Zúrich, y después homeopatía en Ginebra y bioquímica en el Instituto Pasteur de París. A nivel intelectual, está influenciada por la teoría semántica general de Alfred Korzybsky y participa en varios seminarios en The Institute of General Semantics, creado por éste.

Durante sus investigaciones dedicadas a las enfermedades crónicas, se interesa por la manera en la que la estructura física ejerce influencia sobre las funciones motrices y fisiológicas, y esto la lleva a explorar diversas formas de trabajo corporal, en particular la osteopatía.[3] Ida Rolf asiste por lo menos a un curso con William Garner Sutherland,[4] mantiene una larga amistad con la osteópata Isabel Biddle y recoge la influencia de varios osteópatas de renombre en Estados Unidos:[5] Kenneth Little, miembro de la Academia estadounidense de osteopatía y de la Academia de osteopatía craneal, John Wernham,[6] y entabla amistad con el Dr. Morri-

---

1. El Rockefeller Institute for Medical Research, fundado en 1901 en Nueva York por John Rockefeller, pasa a ser en 1965 la Universidad Rockefeller. La Fundación Rockefeller, por su parte, se creó en 1913.
2. Rolf Ida Pauline, Phoebus Aaron Levene, *Three Contributions to the Chemistry of the Unsaturated Phosphatides.* Waverly Press, 1922.
3. Hacia finales del siglo XIX, el fundador de la osteopatía, Edward T. Still, da a conocer la revolucionaria idea de que puede establecerse una relación entre anatomía y función mediante el ajuste de los huesos.
4. William Garner Sutherland, por su parte, funda, a principios del siglo XX, la osteopatía craneana, y busca el acceso a una sanación natural, optimizando la biomecánica humana y restaurando la motilidad de todas las articulaciones, incluidas las del cráneo, restableciendo así el flujo de los diversos fluidos del organismo.
5. Declaración recogida por Eric Jacobson, Rolfer e investigador, en su artículo: «Structural Integration, origins and development», Department of Global Health and Social Medicine, Harvard Medical School, 2011, Boston, MA, USA.
6. John Wernham fue un alumno de John Martin Littlejohn, quien pone de relieve la importancia del equilibrio del sistema nervioso y de la buena relación entre las leyes estáticas y dinámicas del cuerpo. «The loss of integrity and loss of balance in the body is due to an imbalance between the central and sympathetic nervous system and the proper inter-relation between the laws of statics and dynamics in the body. These two mainsprings represent the basis of Classical osteopathy», John Wernham. www.johnwernhamclassicalosteopathy.com/what-is-classical-osteopathy/

son, un osteópata ciego, con quien realiza publicaciones científicas una vez por semana durante varios años.

Para Ida Rolf, es la red miofascial,[7] a la que ella llama «el órgano de la postura» la que se revela como clave determinante en la alineación corporal, la postura y la ejecución fácil de los movimientos. Sostiene que la estructura y la postura gravitatoria pueden reorganizarse, y que pueden mejorarse las condiciones de salud modificando la red de los tejidos conjuntivos (o fascias) que cubren nuestras fibras musculares, músculos, grupos musculares, vísceras, vasos sanguíneos, nervios y meninges mediante un tacto preciso y diversificado.

Desarrolla a partir de ahí el concepto de integración estructural, basado en la observación de que estructura física, postura y movimientos están sometidos a las leyes de la gravedad y que ésta, más que hacerlos pesados, puede sostenerlos.

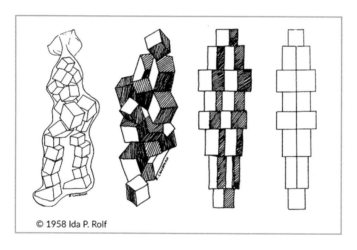

© 1958 Ida P. Rolf

Reproducción extraída del libro: *Reestablishing the Natural Alignment and Structural Integration of the Human Body for Vitality and Well-being*, de Ida P. Rolf.

Trabaja durante unos diez años con personas que padecen minusvalías o enfermedades crónicas, en especial con uno de sus hijos.

Se interesa, asimismo, por ciertas terapias de la consciencia del movimiento, entre ellas la **fisio-síntesis,** un sistema de ejercicios que intenta

---

7. Miofascial: que se refiere a las fascias (o tejido conjuntivo) que rodean y separan los tejidos musculares.

mejorar la biomecánica corporal de las articulaciones creada por la osteópata **Amy Cochran.** Ida Rolf conoce también varios métodos posturales difundidos en Estados Unidos durante la primera mitad del siglo xx, entre ellos:

- El sistema de educación del australiano **Mattias Alexander,** llamado técnica Alexander, que pone de relieve el funcionamiento natural del organismo en sus actividades cotidianas.
- El movimiento gímnico de la alemana **Elsa Gindler,** que se basa en la respiración, la distensión y la tonicidad en relación con la gravedad.
- El método de la alemana **Charlotte Selver,** pionera del **Sensory awareness,** o de la experiencia vivida a través de los sentidos.
- El **Mensendieck System** de ejercicios funcionales de la holandesa estadounidense **Bess Mensendieck,** que tiene como objetivo armonizar la relación entre sistema nervioso, huesos y músculos, mejorando así respiración, postura y movimiento.
- El **método Feldenkrais,** del israelí de origen ruso **Moshe Feldenkrais,** método según el cual el hecho de tomar conciencia de cómo nos movemos nos permite sanar.

Ida Rolf tiene gran estima por la perspectiva del yoga, que estudia con Pierre Bernard, conocido, a su vez, por ser uno de los primeros estadounidenses en introducir la práctica del yoga y del tantrismo en Estados Unidos, ya en 1905. Rosemary Feitis, secretaria y mano derecha de Ida Rolf durante numerosos años y autora de tres libros sobre Rolfing,[8] cuenta que la práctica del yoga y las conversaciones sobre sus principios de base ayudaron a Ida Rolf a formular la lógica de intervención manual transmitida a sus estudiantes.

Una de las nociones que más significado tiene para ella es considerar que el cuerpo tiene necesidad de elongación y de equilibrio. Sobre este particular afirma lo siguiente: «En el esfuerzo constante y consciente de ir hacia una progresión transformativa individual, la primera etapa parece ser la evocación de las fuerzas del cuerpo físico, o el apelar a ellas. **El ma-**

---

8. *Ida Rolf Talks About Rolfing and Physical Reality.* Harper & Row, 1978. Uno de los libros más inspiradores sobre las citas de Ida Rolf, *Remembering Ida Rolf,* 1977, editado por Rosemary Feitis, libro en el que los estudiantes de Ida Rolf cuentan una anécdota sobre ella, y *The Endless Web,* 1966, escrito y editado por Rosemary Feitis y Louis Schultz, uno de los alumnos de Ida Rolf, profesor de anatomía en el Instituto de Rolfing durante numerosos años.

terial que es nuestro, sea nuestro cuerpo tal como es o está en un momento dado, parece ser un punto de partida razonable con el fin de permitir una progresión que favorezca la expansión del individuo».[9]

Con el transcurso de los años, Ida Rolf observa que las posturas de yoga *(asanas)*, en lugar de devolver longitud y cierta separación a las articulaciones, muchas veces crean una contracción de las superficies articulares, comprimiéndolas. Comprende que en muchas ocasiones los tejidos que más se elongan son los que ya están predispuestos a alargarse; de ahí la importancia de intervenir sobre aquellos a los que uno no tiene acceso fácil por sí mismo durante la práctica del yoga. En efecto, nos damos cuenta de que, en el plano articular, no es deseable perder cierta tonicidad del mantenimiento de las articulaciones, y de que todas las parcelas del organismo, incluidos los órganos, deben estar en condiciones de movilizarse al realizar las posturas, con el fin de no hacernos daño.

En 1944, Ida Rolf llama a su método Structural Dynamics,[10] y da sesiones en su casa, así como cursos de verano en el Colegio Europeo de Osteopatía de Maidstone, en Inglaterra, y en el Instituto Surrey, donde imparte clases el profesor espiritual Georges Ivanovich Gurdjieff.

La primera clase en Estados Unidos tiene lugar en Los Ángeles; después viaja por todo el país, crea tutorías personalizadas y pequeñas clases que no tardan en atraer a la gente, sobre todo, al principio, quiroprácticos y osteópatas.

Diez años más tarde, le pone a su método el nombre de «Postural Integration», y la serie de diez sesiones que establece aparece descrita por primera vez en un artículo de prensa firmado por Denis Lawson-Wood en 1958.[11]

En 1960, la invitan a impartir clases en el Instituto de Esalen, en California. La invita el alemán Fritz Perls, fundador de la terapia Gestalt, corriente principal de la psicoterapia que pone en juego la interacción del

---

9. «Some sort of evocation, a "calling out" of the forces of the physical body seems to be a first step in the consistent, conscious effort toward individual kinetic progression. A technique fostering the expansion of the individual, but starting with the material that is peculiarly his at any given point, his body, as it is at that moment in time, seems to be a reasonable point of departure, and a logical progression». En: *The Journal of the Institute for the Comparative Study of History, Philosophy and the Sciences*, Coombre Springs, Kingston-on-Thames, Inglaterra, Vol. 1, número 1, junio, 1963.
10. Es el famoso autor estadounidense Arthur J. Burks, quien, en 1964, dedica a su método uno de sus libros: *Human Structural Dynamics*, CSA Publishers, Lakemont, GA.
11. Lawson-Wood, D., *Psycho-Logics and Posture*. Daniel, Ashington, Inglaterra, 1958.

cuerpo con el entorno. Ella empieza a transmitir su célebre lógica de intervención, apodada su «receta», que permite a los estudiantes aprender a «ver» cómo está, se organiza y se mueve nuestro organismo en relación con la fuerza de la gravedad, y, después, a intervenir manualmente en la organización de las fascias con el fin de aligerarla.

Describe su método, al que llama **Rolfing, Integración Estructural,** en un primer artículo llamado «el libro azul» que aparece en 1963[12] y, ya en 1967, elabora su único libro sobre Rolfing: *The Integration of Human Structures*,[13] publicado diez años más tarde, en 1977.

En 1971 funda el Instituto de Rolfing, The Rolf Institute of Rolfing Structural Integration en Boulder, Colorado, donde todavía se encuentra hoy.

En 1973,[14] publica un notable artículo sobre el estrés, y, en 1976,[15] un folleto, junto con Roger Pierce, sobre la propia técnica de Rolfing.

Aún escribe algunos artículos más, entre ellos «La experiencia vertical del potencial humano» en 1978,[16] y «Un nuevo factor en la comprensión de la condición humana» en 1979.[17]

Ida Pauline Rolf muere en 1979 a la edad de 82 años, la víspera de su 83 cumpleaños.

Las convicciones de una pionera

Con un pie en la experimentación clínica y el otro en la investigación científica, Ida Rolf es una mujer fuerte que defiende un punto de vista a la vez riguroso y misterioso en una época en la que la gente desea liberarse de no pocos de los tabús que tienen atado el cuerpo.

El particular trabajo que propone sobre las fascias es revolucionario. A mediados del siglo xx, el músculo ocupa el lugar de honor, y en la mayo-

12. Rolf, Ida, en *Systematics. The Journal of The Institute for the Comparative Study of History, Philosophy and the Sciences*, Vol. 1, número 1 (junio de 1963), págs. 67-84.
13. Rolf I., *Rolfing: The Integration of Human Structures,* Santa Monica, CA Dennis-Brown, 1977.
14. Rolf I., «Structural Integration: A contribution to the understanding of stress», *Confinia Psychiatry*, 16 (1973), págs. 69-79.
15. Rolf, Ida Pauline y Pierce Roger, «The Rolfing technique of Connective Manipulation», 1976, actualizado en 2003, Dr. Rolf Institute store.
16. Rolf I., «The vertical-experiential side of human potential», *Journal of Humanistic Psychology,* 1978.
17. «A new factor in understanding the human condition», *Somatics Magazine*, primavera de 1979.

ría de los trabajos anatómicos se retira cuidadosamente la fascia, llamada también tejido conjuntivo, para que se pueda admirar el tamaño y la forma de los músculos y analizar sus funciones. Con el fin de ilustrar la irradiación de la red de las fascias en el cuerpo humano, Ida Rolf escoge la metáfora de la naranja: su piel, muy fina, envuelve todos los pequeños óvalos de pulpa; después, una piel más densa rodea cada uno de los gajos de la naranja, para finalmente recubrir la naranja entera con una piel más blanca, menos elástica, que está adherida a la propia corteza del fruto, aún más densa y rugosa.

Escribe: «La fascia es el órgano de la postura. Nadie lo dice nunca, todas las discusiones giran en torno a los músculos. No obstante, es un concepto importante, y, por ser importante, nosotros, los Rolfers, debemos comprender la anatomía y la fisiología de la fascia. La tela de araña está en un solo plano, pero la red de las fascias está en una esfera. Podemos trazar las líneas de esa red para comprender cómo funciona lo que vemos en un cuerpo».[18]

Tiene, asimismo, influencia de la teoría semántica general de **Alfred Korzybski** sobre el efecto del sistema del lenguaje en los procesos perceptuales. Korzybski escribe: «La estructura de todas las cosas, tanto si se trata del lenguaje como de una casa o de una máquina, […] se resume en relaciones».[19] Ida Rolf piensa que el modelo lineal de causa a efecto no parece adecuado para expresar el fenómeno vivo del organismo dentro de su medio ambiente. Son más bien las relaciones las que lo determinan.[20]

---

18. «Fascia is the organ of posture. Nobody ever says this; all the talk is about muscles. Yet this is a very important concept and because this is so important, we as Rolfers must understand both the anatomy and physiology of fascia. A spider web is in a plane; this web is in a sphere. We can trace the lines of that web to get an understanding of how what we see in a body works», en *Rolfing and Physical Reality,* Healing Arts Press, Rochester, VT, 1990, nueva edición de *Ida Rolf Talks About Rolfing and Physical Reality.*
19. *The Map Is Not the Territory* o *Une carte n'est pas le territoire*, A. Korzybski, versión francesa Lyber en las Éditions de l'Éclat, 2001.
20. A propósito de las fascias, Ida Rolf piensa, entre otras cosas, que quizá los componentes coloidales de la sustancia fundamental del tejido conjuntivo puedan explicar el medio mediante el cual los efectos de estímulos locales pueden transmitirse a través de todo el organismo. Sus investigaciones sobre las características de las fascias identifican diferentes estados bioquímicos, entre ellos el estado «gel» poco hidratado en el que la fascia se encoge, se engrosa y se densifica y se adhiere a las estructuras que la rodean, y el estado «suelo», mejor hidratado y elástico, facilitando la manipulación este cambio gel/sol. Esta teoría fue revisada posteriormente (*véase* el capítulo sobre las fascias).

La estructura determina la función

Su comprensión del papel de las fascias en tanto en cuanto suspensores de la osamenta y distribuidores de sus vectores mecánicos nos hace entrever la red de las fascias como un auténtico órgano postural más o menos sostenido, según el intercambio que mantenga con su entorno directo y, en particular, con la fuerza de gravedad. En esto, Ida Rolf se refiere al concepto de estructuras de **«tensegridad»** de su contemporáneo el arquitecto y diseñador Buckminster Fuller.[21]

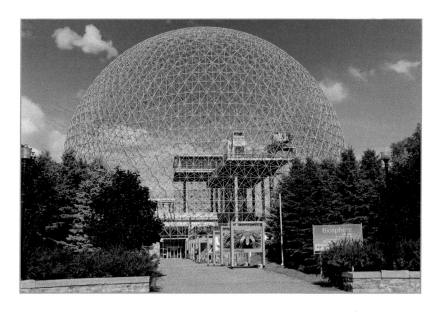

La cúpula geodésica del arquitecto estadounidense Buckminster Fuller, presentada por Estados Unidos para la Exposición universal de 1967 en Montreal.

La geometría de una estructura así, más que constituir un apilamiento compresivo tradicional, está determinada por el equilibrio de sus elementos más elásticos, las fascias, y más rígidos, los huesos.

En el interior de esta estructura, una presión local altera la geometría de todo el conjunto. En el caso de la estructura del organismo humano,

---

21. Richard Buckminster Fuller (1895-1983) es un arquitecto estadounidense, futurista, autor de una treintena de libros y de inventos sobre todo arquitectónicos, entre ellos la cúpula geodésica.

se comprende que **todo incidente, caída, intervención quirúrgica o simple compresión corporal altera la plasticidad del conjunto de nuestro organismo.**

Para Ida Rolf, es, efectivamente la estructura de las fascias, la que determina las funciones posibles del organismo, de ahí la necesidad de la intervención manual cuando está alterada una función.

Su famosa **receta de base** permite a sus estudiantes aprender a ver cómo reacciona el organismo en su conjunto a cada manipulación y en cada sesión.

Cada uno de los herederos de Ida Rolf transmite su receta de base según la comprensión que de ella tiene, trayendo a colación y desarrollando uno u otro aspecto de su trabajo.

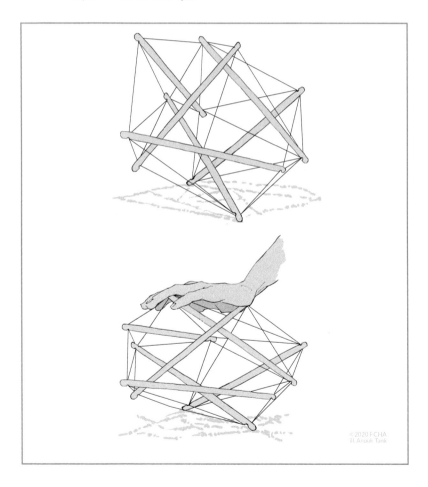

Sistema de tensegridad

Cada una de las sesiones prepara el cuerpo para la siguiente, hasta que el organismo encuentre un equilibrio óptimo que le permita funcionar con economía y gracia, de modo que se requiera un mínimo de esfuerzo para el desplazamiento.

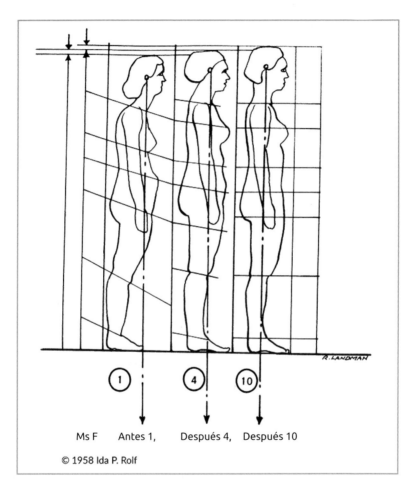

Ms F   Antes 1,   Después 4,   Después 10

Reproducción extraída del libro *Reestablishing the Natural Alignment and Structural Integration of the Human Body for Vitality and Well-being*, de Ida P. Rolf.

Su receta base

Cada una de las diez sesiones de su receta base subraya el objetivo funcional que hay que alcanzar. En efecto, para **las primeras sesiones,** Ida Rolf habla de **liberar la respiración** fomentando la independencia de la pelvis y de los brazos respecto a la caja torácica.

Aquí, se invita a las lumbares a permanecer apoyadas en el suelo, mientras que se induce la apertura de las fascias de la caja torácica.

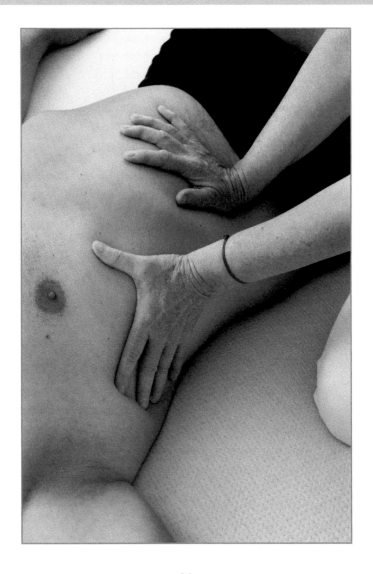

Ida Rolf habla de **restaurar la dinámica del andar,** de los pies y de las piernas hasta la columna vertebral.

Aquí, se trabajan las fascias de la región poplítea mientras que el paciente flexiona y extiende la rodilla, al mismo tiempo que permanece cómodamente pegado a la camilla y mantiene un contacto fácil de la parte plana del pie apoyado en mi pierna.

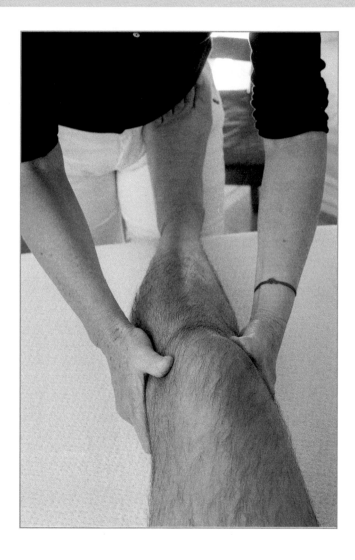

También habla de **restablecer, espacialmente, la línea lateral media**.

Aquí, se hace equilibrio a la vez sobre las fascias superficiales y las más profundas de la parte anterior y posterior de la caja torácica. Además de dar sensación de espacio lateral, esto restablece una dinámica posible de movimiento entre delante y detrás, e infiere un cambio temporal de percepción: dado que el organismo ya no se propulsa ni hacia adelante ni hacia atrás, puede estar sostenido en su centro.

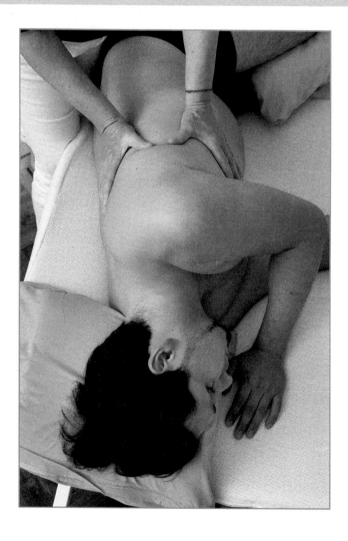

Ida Rolf afirma que la clave de toda vida es el movimiento, y que, dentro de la estructura humana segmentada, éste se expresa a través de las articulaciones. **En los humanos, dice, el componente miofascial determina la adecuación de las articulaciones.**[22]

Un espacio articular, en efecto, tiene que mantener una presión adecuada sin dejar de mantener un espacio óptimo de movilidad, expresando, a la vez, flexibilidad y resiliencia.

Escribe también que **el único remedio permanente consiste en equilibrar las articulaciones y que, con frecuencia, eso exige reequilibrar el cuerpo en su conjunto, porque las conexiones variadas de las fascias pueden suscitar tensiones compensatorias en superficies más grandes.**

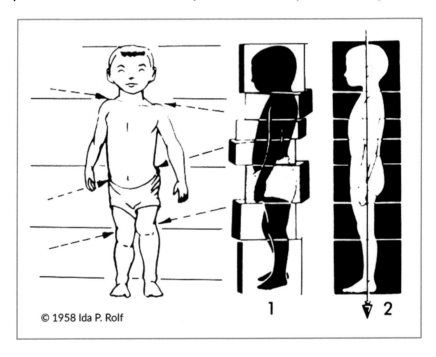

© 1958 Ida P. Rolf

Reproducción extraída del libro: *Reestablishing the Natural Alignment and Structural Integration of the Human Body for Vitality and Well-being*, de Ida P. Rolf.

---

22. «The key of all life is movement; in the segmented human structure, movement is expressed through the joints. In humans, the myofascial component determines the adequacy of the joint», en *Reestablishing the Natural Alignment and Structural Integration of the Human Body for Vitality and Well-being*, Ida Rolf, 1989, edición revisada de *Rolfing: The Integration of Human Structures*.

Las compensaciones son fáciles de eliminar si las tensiones son recientes, afirma, pero el engrosamiento y el deterioro producido por aberraciones que vienen de muy atrás pueden exigir bastante tiempo y trabajo.[23]

Cada una de las diez sesiones que propone intenta restaurar objetivos funcionales, dándole más aplomo al organismo y permitiéndole un alineamiento propicio para acoger sin tensión, e incluso para compensar, la fuerza gravitatoria que nos ata al suelo y nos recorre.

Con sus dedos, falanges o antebrazos, los Rolfers trabajan sobre restricciones tisulares menudas o extendidas, superficiales o profundas, y suscitan la participación del paciente pidiéndole que efectúe movimientos simples con el fin de restablecer una función más fluida entre las diferentes partes de su cuerpo.

Dado que este libro no es una antología de técnicas, tan sólo enumeraré ciertos objetivos funcionales de las diez sesiones, ilustrándolos con unos cuantos ejemplos de intervenciones manuales.

Al hilo de las sesiones de Rolfing y de la intervención progresiva de los especialistas, **la caja torácica adquiere su independencia dinámica respecto de los brazos y la pelvis.**

---

23. «The only permanent remedy is to balance the joint; frequently this requires balancing the entire body, for these various fascial links can elicit compensatory strain over wide areas. Compensations are simple to erase if the strain is recent. But thickening and deterioration of longstanding aberrations may require considerable time and work», Ibídem.

Aquí la que se trabaja es la fascia infraespinosa, mientras que el paciente mueve el codo hacia adelante y después hacia atrás.

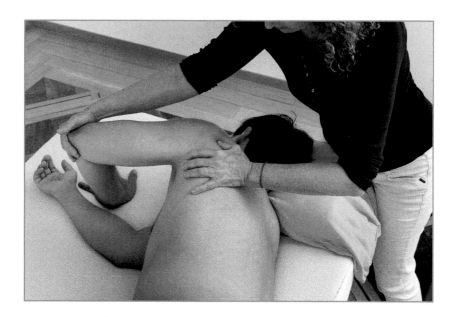

Las piernas recuperan su capacidad para flexionarse y propulsarse.

Aquí los que se trabajan son los septos o tabiques intermusculares de los músculos de las piernas, y se fomenta el deslizamiento entre los flexores y extensores largos de los dedos de los pies, mientras que el paciente mueve la rodilla apoyada.

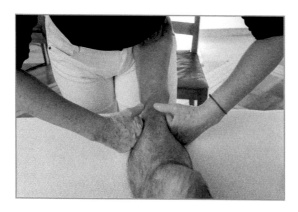

Los pies se adhieren al suelo, se acoplan y rebotan.

Aquí se trabaja la fascia plantar de debajo del pie, así como los retináculos del empeine. Se fomenta el movimiento en hélice natural de inversión y eversión de los metatarsos.

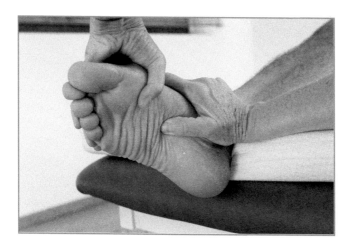

Los lados izquierdo y derecho adquieren expansión, de manera que ambos están más estables.

Aquí se trabaja la fascia torácico-lumbar, así como la de los abdominales, pero también, más en profundidad, la de los intercostales. Según las restricciones que se encuentren y la intención del especialista, la intervención puede apuntar a la fascia endotorácica, que se sitúa en el interior de la caja torácica, la fascia del diafragma y sus diferentes conexiones con las estructuras del entorno.

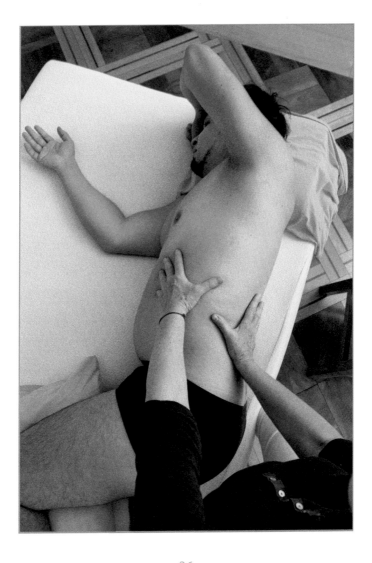

Los brazos adquieren independencia respecto a la cintura escapular, la caja torácica y la nuca.

*Aquí se trabajan la fascia del trapecio y la del supraespinoso, así como
la fascia cervical superficial, pero también la fascia axilar, con mi pul-
gar izquierdo.*

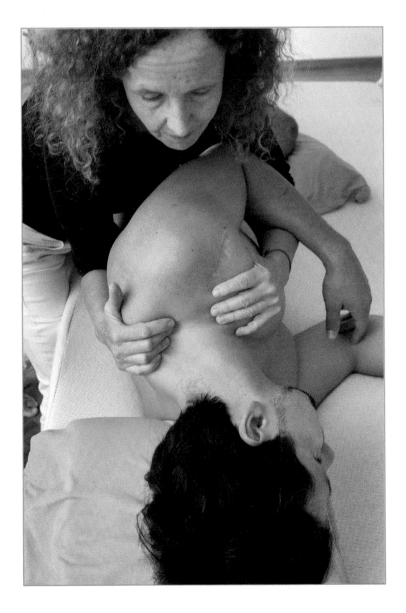

Poco a poco, las partes viscerales recuperan su lecho y se distienden. La pelvis encuentra libertad de movimiento entre las piernas y la espalda.

Aquí se trabaja la unión de las fascias entre el glúteo mayor y los isquiotibiales, así como la fascia torácico-lumbar.

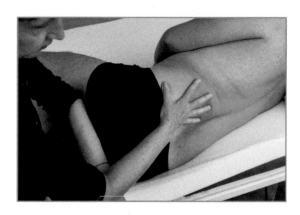

La parte posterior del cuerpo se abre, se asienta, se apoya y se alarga.

Aquí se trabajan a la vez, junto a la columna, las fascias de los músculos superficiales y profundos de la espalda, mientras que el paciente desliza la mano progresivamente hacia adelante, movilizando el brazo hacia adelante, como al andar.

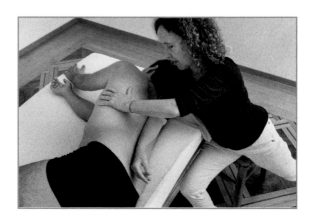

La cabeza se aligera y, una vez en la verticalidad, se orienta y se abre a un espacio a la vez circular, cómodo, e incluso más elevado.

Aquí se trabaja la fascia frontal, parietal, temporal y occipital, así como una parte de la fascia cervical.

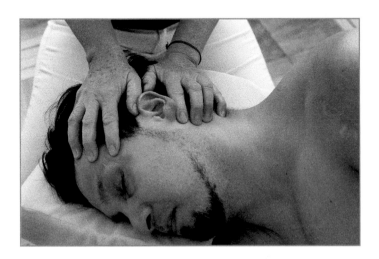

Se facilita el movimiento de pronación y de supinación del antebrazo, y así las manos disfrutan de una plena apertura.

Aquí se están trabajando las fascias y el septo o tabique intermuscular de los antebrazos.

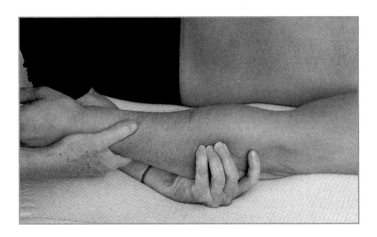

Ida Rolf tiene un gran interés en que la función de los músculos psoas nos alargue, más que retractar el tronco y el muslo al realizar la flexión de la pierna.

Aquí, se trata de desinhibir la actividad prematura de los cuádriceps y de los abdominales al realizar la flexión de la rodilla, trabajando las aponeurosis y las conexiones de los cuádriceps, dándole al mismo tiempo indicaciones verbales al paciente que le permitan apoyar la espalda y no implicar a los músculos no necesarios para esta acción de flexión.

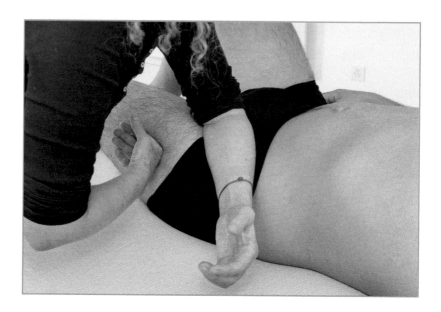

Ida Rolf utiliza la palabra «core» en el sentido de «núcleo-centro-esencia» para referirse al espacio y a la expansión del organismo, sostenido al realizar los movimientos ejecutados.

Una vez sentado el paciente, y después de pie, puede realizarse una educación del gesto dentro de la gravedad. Aquí, con una práctica más particular Rolfing® Mouvement, ofrezco un contra-apoyo al paciente, que efectúa un gesto de empuje en «cadena cerrada» sin comprimir su postura/estructura.

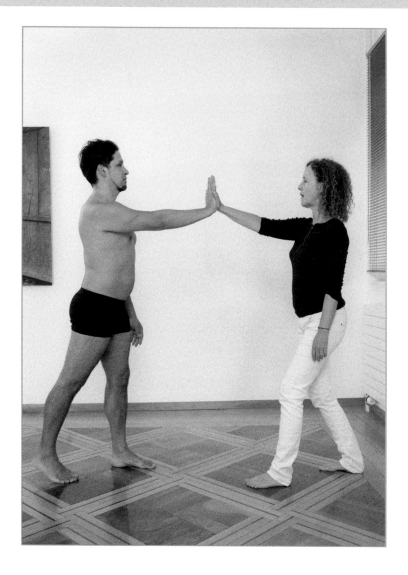

Ida Rolf se aleja de la idea de la omnipotencia del poder del interviniente. Enseña a sus estudiantes el respeto a esa organización fascial que se opera en cada una de las intervenciones manuales y sesiones. Afirma: «Nosotros creamos espacio con el fin de que se dé el equilibrio, no creamos el equilibrio».[24]

Petición de participación activa en el movimiento

Ida Rolf indica la importancia de que el cuerpo se prepare para cada movimiento. Por ejemplo, cuando el paciente está tumbado en la camilla y se están trabajando las piernas, se le pide que flexione las rodillas y los tobillos, simulando así los movimientos del andar, iniciando el movimiento a partir de su musculatura profunda. Cuando está sentado, puede experimentar una nueva manera de desplegar la columna, movilizando cada una de sus vértebras, que se han hecho más perceptibles y están más vivas. Una vez de pie, experimenta una manera de flexionar pies y rodillas que le permite enderezarse repartiendo su peso sobre la totalidad de sus pies. Al hacer esto, explora, a la vez, comodidad y novedad, e incluso una insospechada potencia de movimiento.

A la par que informa a las fascias con sus manos, el Rolfer menciona nuevas percepciones, mientras que la persona (tumbada, sentada o de pie) **se mueve dentro del contexto en el que la fuerza de la gravedad tiene un efecto directo sobre su postura.**

Después de establecer su receta base, Ida Rolf se pregunta muy pronto sobre la perpetuación de su trabajo una vez terminadas las sesiones. Busca un sistema de movimiento que no comprima el organismo, pero que conserve los efectos de Rolfing. Con sucesivas colaboradoras, pone en marcha una formación de Rolfing® Mouvement, llamada Rolfing® Mouvement Integration, que no dejará de evolucionar con el paso de los años.

En el momento de la manipulación de las fascias que propone Ida Rolf, el objetivo es permitir el deslizamiento adecuado de los músculos flexores y extensores. Respecto a esto, afirma lo siguiente: «Uno de los tests de base de la postura se lee en su esquema de flexión. Si el cuerpo está

---

24. «We are creating space so that the balance happens, we are not creating balance», Rolfing and physical reality, Ida P. Rolf en *Rolfing and Physical Reality.* Healing Arts Press, Rochester, VT, 1990.

equilibrado de manera óptima, no solamente se flexionan los flexores del cuerpo, sino que también los extensores se alargan simultáneamente».[25]

En busca de expansión

Ida Rolf conoce la psicoterapia somática de **Wilhelm Reich,** que imparte clases de 1939 a 1957 en la zona noreste de Estados Unidos. Éste, en sus escritos, expresa la idea de que es en los esquemas de tensiones musculares crónicas donde se almacenan las emociones negativas, lo que perpetúa la influencia de dichas emociones sobre la personalidad individual. En la aplicación de presiones sobre los músculos que sufren tensión crónica ve una liberación del bienestar y de la salud. Ida Rolf no dice exactamente lo mismo, pero sostiene que, a nivel visual, se aprecia que una de las respuestas más inmediatas a las emociones negativas es la hipertonicidad de los flexores miofasciales[26]

Habla de un ser humano en búsqueda de expansión que, en el transcurso de las diferentes edades de su vida, sea por mimetismo, sea como consecuencia de incidentes diversos, se mantiene dentro de un yugo de orden estructural que ya no corresponde a su edad y le impide tener acceso a una expansión completa de su personalidad.

Aunque se produzcan enganchones psicológicos, afirma, éstos tan sólo se mantienen en la medida en que se alteren las respuestas fisiológicas en los planos glandular, visceral, miofascial y otros. La restauración de las funciones puede iniciarse en diversos niveles, pero el establecimiento de los equilibrios miofasciales es uno de los más evidentes, de los más rápidos y de los más poderosos.[27]

Cita a Moshe Feldenkrais diciendo que «la fuerza que no se convierte en movimiento no se conforma con desaparecer, sino que se disipa en

---

25. «A basic test of body posture is its pattern of flexion. If the body is balanced, not only do flexors flex, but the extensors simultaneously extend», en *Reestablishing the Natural Alignment and Structural Integration of the Human Body for Vitality and Well-being,* Ida P. Rolf.
26. «Visually, it is apparent that one of the most immediate responses to negative emotion is hyper tonicity in the myofascial flexors», Ibídem.
27. «Although psychological hang ups occur, they are maintained only to the extent that free physiological response in impaired at the glandular, visceral, myofascial and other levels. Restoration of function can be initiated from many levels, but establishment of myofascial equipoise is one of the most obvious, one of the speediest, one of the most powerful of these», *Rolfing, The Integration of Human Structures,* Ida P. Rolf, Dennis-Brown, Santa Monica, CA, 1977.

forma de destrozos causados a las articulaciones, los músculos y otras secciones del cuerpo».[28]

Nicholas French, uno de los alumnos de Ida Rolf, psicoterapeuta a su vez y antiguo profesor de Rolfing, refiere una de las ideas que sostiene ella respecto al cuerpo:

«El cuerpo refleja la personalidad, fraccionada en tres dimensiones, y ninguna psicoterapia, por muy notable que sea, se revela tan profunda, eficaz y duradera como cuando se produce un cambio concomitante en el organismo».[29]

Al final de su vida, Ida Rolf es entusiasta ante la idea de que los especialistas puedan vivir del Rolfing y hacer de él un oficio. Esto es lo que nos cuenta Michael Salveson, otro de sus alumnos cercanos, que le hace preguntas sobre su contribución.

«Los terapeutas de Rolfing estudian de por vida cómo conectar el cuerpo con el campo de gravedad terrestre. Organizan el cuerpo de manera que el campo de gravedad refuerce el campo energético del organismo. Esto es nuestro concepto fundamental».[30]

Transmisión

Ida Rolf forma estudiantes, ya en la década de 1970, en el Instituto de Esalen, en California. En 1971, funda The Rolf Institute® of Structural Integration en Boulder, Colorado. Dedica los últimos años de su vida a transmitir un método potente y eficaz con el fin de que el ser humano pueda desarrollar una relación armoniosa con la fuerza gravitatoria.

Para Ida Rolf, los «milagros» se producen sólo gracias a la fuerza gravitatoria y únicamente porque nosotros, practicantes de Rolfing, sabemos cómo utilizar la gravedad para producir «milagros». La gravedad es, a la vez, la herramienta y el terapeuta. Nuestra única contri-

---

28. «Force that is not converted into movement does not simply disappear, but is dissipated into damage done to joints, muscles, and other sections of the body», Ibídem.
29. «The body is the personality exploded into three dimensions» y «No psychotherapy, no matter how good, will be as deep, as effective, nor as lasting unless there is also deep, concomitant change in the body», Ida P. Rolf – Nota de Nicholas French.
30. «Rolfers make a life study of relating bodies and their fields to the earth and its gravity field, and we so organize the body that the gravity field can reinforce the body's energy field. This is our primary concept», Ida P. Rolf en *Rolfing and Physical Reality*. Healing Arts Press, Rochester, VT, 1990.

bución, afirma, es dirigir el flujo de la gravedad reorganizando el cuerpo como si fuera un cable eléctrico con el fin de que la fuerza gravitatoria afluya a él.[31]

En efecto, constatamos que unos pocos milímetros pueden cambiar los apoyos que desencajan una articulación, un pie, por ejemplo, una rodilla o una cadera, produciendo una tensión que asciende hasta la nuca, o a la inversa, que procede de la nuca, más concretamente del oído interno, y que perturba la comodidad del tobillo, de la rodilla o de la cadera. En efecto, lo que hay que examinar, reorganizar y permitir que se articule de la mejor manera es la relación entre cada una de las partes de cuerpo.

Con dolor crónico, se trata de intervenir no sólo en el conjunto del organismo, sino también de explorar los hábitos de coordinación, que, mediante la repetición, han ido comprimiendo poco a poco ciertas articulaciones y han endurecido la red de fascias que las recorre.

Ida Rolf precisa que la gravedad es la única herramienta de las que tenemos a nuestro alcance que puede tratar las situaciones crónicas del organismo.[32]

Ida Rolf muere en 1979 y deja tras de sí el Instituto de Rolfing en Boulder, Colorado, cuyo objetivo es compartir la visión de su trabajo formando especialistas. El Instituto supervisa varias asociaciones y centros de formación de su método, en Múnich, São Paulo, Tokio y Edmonton.

Aparte de esta línea oficial, existen, a día de hoy, otras diecisiete escuelas en el mundo que se inspiran en su visión y transmiten su trabajo.

---

31. «The wonders are occuring only because of gravity and only because we know how to use gravity to create wonders. It is gravity that is the tool, it is gravity that is the therapist. All we are doing is directing the flow of gravity by virtue of organizing the body as if it were an electric wire so that gravity can flow through it», Ida P. Rolf en *Rolfing and Physical Reality*. Healing Arts Press, Rochester, VT, 1990.
32. «Gravity is the only tool that we use. I think my experience justifies making this very broad assumption: gravity is the only tool that deals with chronic situations in the body», Ida P. Rolf, en *Reestablishing the Natural Alignement and Structural Integration of the Human Body for Vitality and Well-being*.

LA EXPERIENCIA DEL ROLFING

● ● ● ● ● ● ● ● ● ● ● ● ● ● ●

Encuentro con los pacientes

Cada vez que abro la puerta de mi consulta para descubrir a la persona que viene para su primera sesión de Rolfing, me maravillo ante el azar que va a hacer que ambas emprendamos juntas un proceso.

Sensaciones múltiples por ambas partes, sorpresa, extrañeza y comodidad ponen en alerta todos mis sentidos y los de la persona. ¿No es acaso una especie de impacto feliz y una inmensa suerte abrirse a aquello que es otra cosa, diferente de nosotros, sin saber lo que va a resultar del encuentro?

Presencia, acogida, invitación y un inicio de confianza son las intenciones que me incumben, imprescindibles para que nuestros dos mundos se reúnan, allí donde la necesidad subyacente del paciente anhela ser escuchada.

Entre nuestros dos organismos se instala una comunicación intersensorial, entra en juego un espacio, se pone a prueba un tiempo.

Tenemos un poco más de una hora para dar comienzo a un trabajo que continuará durante una media de diez sesiones y para ir asentando progresivamente sus hitos.

Escucha gravitatoria

Ya en el primer encuentro con mis pacientes, voy afilando una «escucha gravitatoria». Miro, escucho, siento en mi propio organismo la manera en que la fuerza de la gravedad, la aceleración que desciende hacia el suelo, afecta y estimula al organismo de la persona: la distribución de su peso, su orientación en el espacio, su vitalidad, la cualidad sonora de su andar, la cualidad rítmica de su lenguaje corporal y la tonalidad de su voz.

Empatía kinestésica, empatía gravitatoria

Esta escucha, o empatía gravitatoria, puede emparentarse con **la empatía kinestésica,** de la que suele hablarse más en el ámbito de la danza.[1]

A diferencia de la empatía kinestésica, la gravitatoria saca a la luz **la orientación gravitatoria**[2] o la manera en la que nos orientamos en relación con el suelo y con el espacio, antes incluso de la ejecución de un movimiento, para, simplemente, asegurarnos de nuestro equilibrio y no caer. La experiencia del peso cuando percibimos el movimiento y el gesto de otros es, en ese momento, su clave. ¿Cómo se utiliza y se distribuye durante el gesto ejecutado?

---

1. Christine Leroy, Dra. en Estética y Ciencias del Arte en la Universidad de París 1 y en el CNRS, define «la empatía kinestésica» como el fenómeno en el curso del cual el espectador siente en su propio cuerpo el movimiento del intérprete.

   Guillemette Bolens, profesora de literatura en la Universidad de Ginebra, se interesa por el análisis del gesto y por la motricidad sensorial en las artes visuales y verbales. Habla de gesto visto y vivido, y utiliza el mismo término de «empatía kinestésica».

2. La orientación gravitatoria se determina sobre todo por tres sensores en particular más sensibles a nuestra búsqueda de equilibrio gravitatorio en la verticalidad, que nos informan y nos ayudan a orientarnos: el sensor podal, el sensor vestibular y el sensor ocular. El sensor podal, con sus receptores de presión repartidos bajo la superficie del pie (los barorreceptores), envía mensajes a los centros nerviosos superiores, incluido el nivel cognitivo: cuando nuestro peso del cuerpo se reparte sobre los talones, los músculos de la parte anterior de nuestro tronco se contraen, al igual que, cuando nos apoyamos más sobre la parte delantera de los pies, se contraen los músculos de la espalda para permanecer en equilibrio. Los barorreceptores serán indicadores de la distribución de nuestro peso, al que vamos a poder referirnos. Nos informan de la relación que mantenemos con el suelo o la superficie en la que estamos asentados para orientarnos. Los sensores vestibulares y oculares facilitan nuestra orientación en relación con el espacio y nos indican cuándo estamos desaplomados, buscando igualmente orientarnos y reequilibrarnos. En el vestíbulo del oído interno, unos cristalitos de carbonato de calcio llamados otolitos están sumergidos en el líquido gelatinoso de la membrana proteica tectoria a la que están unidos. La membrana tectoria está posada sobre una serie de células sensoriales ciliadas del oído interno, que registran los movimientos de los otolitos en las tres dimensiones del espacio y se los transmiten al cerebro a través del nervio vestibular. La orientación vertical de los otolitos en el sáculo y su orientación horizontal en el utrículo detectan las aceleraciones lineales y dan la sensación de peso que produce la fuerza de la gravedad, así como información sobre la posición de la cabeza con respecto a la verticalidad. La mejor manera de sentir la activación de los otolitos es llevar algo encima de la cabeza, como todavía hacen en África muchas mujeres. La apertura de la cabeza al peso consiguiente del cántaro, que permite un equilibrado máximo del conjunto del cuerpo, no solamente produce una coordinación mejor de la columna vertebral, de las cinturas escapulares y pélvicas y de los miembros, sino que también ofrece un vector claro hacia arriba, permitiendo el auto-crecimiento físico y la gracia del movimiento.

Puede parecer sorprendente captar los movimientos de alguien de este modo y, no obstante, nosotros lo hacemos de manera bastante natural sin darnos cuenta en nuestro día a día, cuando advertimos la pesadez o, por el contrario, la ligereza de los pasos de alguien, y, según el sonido de los pasos de una persona cercana, podemos identificar su estado anímico, sin siquiera verla. Captamos e interiorizamos algo del andar de las personas que nos rodean: como nos resulta familiar, las reconocemos de lejos.

Por otro lado, cuando miramos a una persona que está buscando equilibrio, como un funambulista, también nosotros estamos sobre el alambre y prácticamente en apnea, ¡hasta tal punto nos afectan la cuestión del equilibrio y las consecuencias de hacerse con él! Cuando los trapecistas se columpian bajo la lona de un circo, es el público entero el que está colgado en cada movimiento de los gimnastas y procura asegurarse de que se puedan aferrar a la barra del trapecio o enlazarse las manos, o incluso que los pies tengan una buena recepción en la pequeñísima plataforma que se pone a su disposición. **La búsqueda de equilibrio, sea consciente o no, es un arte en el que nosotros somos expertos, porque lo venimos practicando desde siempre.**

El papel de las neuronas espejo,[3] estudiado desde hace dos décadas, explica en parte los fenómenos de resonancia que tenemos con el lenguaje corporal y el equilibro de los demás.

¿Qué son las neuronas espejo?

El neurocientífico italiano Giacomo Rizzolatti[4] descubre las neuronas espejo, células neuronales, en las áreas premotoras parietales del córtex cerebral del macaco, en 1990. Se activan no sólo cuando éste ejecuta una acción, sino también incluso cuando ve a otro realizar una acción, lo cual le permite imitar después el mismo movimiento.

En el ser humano, es en la zona del lóbulo frontal donde se activan las neuronas espejo, y tan sólo durante la observación de una acción.

---

3. Las neuronas espejo son una categoría de neuronas del cerebro que tienen actividad cuando ejecutamos una acción, cuando imaginamos que ejecutamos una acción o cuando observamos a alguien ejecutar una acción.
4. Giacomo Rizzolatti es un médico neurólogo italiano que está en el origen de numerosos descubrimientos en neurociencias integrativas.

Vilanayur Ramachandran,[5] profesor e investigador de psicología en San Diego, predice que estas neuronas han conformado la civilización y que parecen estar en la base de todos nuestros comportamientos sociales, de nuestras conductas de imitación y de aprendizaje, del lenguaje y de la comprensión de los demás.

A pesar de ciertos detractores[6] que dudan de la amplitud de las implicaciones de las neuronas espejo, parece admitido que éstas desempeñan un papel evidente en la descodificación de las acciones de los demás, en los aprendizajes motores y en las asociaciones sensorio-motoras.

El intercambio que se opera entre especialista y paciente está sostenido por la fuerza de la gravedad

El aprendizaje de la empatía gravitatoria de los Rolfers se realiza durante su formación profesional.

Aprendemos a sentir, implicar y comprender, hasta donde es posible, nuestra propia costumbre de orientarnos con respecto al suelo y al espacio, así como la de nuestros compañeros de trabajo durante las clases, y, después, la de nuestros pacientes en nuestros lugares de práctica. Captamos su manera de estar y de gestionar su equilibrio durante la coordinación de sus movimientos. Para ello, debemos conocer nuestras propias costumbres de movimiento, habitar nuestro organismo, aprender a desacelerar, a acelerar y a desplazar el cursor de nuestras maneras de movernos.

A la inversa, aprendemos a comunicar, a través de nuestro organismo y nuestra expresividad, una manera posible de estar sostenidos en nuestro lenguaje corporal, en lugar de comprimidos por la fuerza de la gravedad.

Recuerdo, en 2009, un curso de formación continua con Hubert Godard,[7] miembro de la Facultad de Rolfing® Mouvement desde 1995, que

---

5. «El rápido desarrollo de cierto número de competencias únicas de los humanos, como la utilización de herramientas, el dominio del fuego, de lugares en los que resguardarnos y, por supuesto, del lenguaje, la capacidad de comprender lo que hay dentro de la cabeza del otro y de interpretar los comportamientos de esa persona, fue la emergencia repentina de un sistema de neuronas espejo sofisticadas, que nos ha permitido emular e imitar las acciones de otras personas», V. Ramachandran, Ted Talk, 2000.
6. Jean Decety, profesor de psicología y de psiquiatría en la Universidad de Chicago, o Gregory Hickok, especialista de las bases neurales del lenguaje en la Universidad de Irvin, en California.
7. Hubert Godard, francés, se hace Rolfer en 1984, después de haber cursado estudios universitarios de química y haber hecho carrera como bailarín. Desarrolla una investigación sobre las técnicas de danza y las llamadas somáticas. De 1988 a 1994, dirige

empezaba así: «La manera en la que yo manipulo a alguien depende de mi propia corporeidad. Es imposible hacer biomecánica si no la tenemos incorporada, integrada en nosotros. **Los movimientos expresivos no obedecen a las mismas leyes que los movimientos mecánicos, pero ambos se solapan constantemente».**

Con el fin de comprender el repertorio motor de nuestros pacientes, caminamos con ellos, los miramos, los escuchamos. Es una manera orgánica de estar presentes en su realidad cuando los conocemos, y nos permite atisbar qué es lo que su lenguaje corporal permite o inhibe.

Es indispensable dirigir una mirada incondicional hacia nuestros pacientes para ayudarlos a desvelar todo su potencial, ya sea en su lenguaje corporal o en el silencio de sus espacios. Y, por lo mismo que alimentamos nuestro propio aplomo gravitatorio, nos cuidamos mucho de fusionarnos con nuestros pacientes.

Un sentido ético de los Rolfers sostenido por la fuerza de la gravedad

A partir de ahí, se comprende que, para nosotros, Rolfers, existe un sentido ético en integrar cierto aplomo gravitatorio. Al reponer fuerzas nosotros mismos en nuestro eje gravitatorio cuando trabajamos, encontramos un espacio interior flexible, que invita a nuestros interlocutores a aventurarse en la expresión de sus necesidades sin que el espacio físico compartido con ellos quede alterado o invadido por nuestra presencia. Así cada uno está en su sitio.

---

el sector de formación de profesores de análisis del movimiento bailado en el Centro Nacional de la Danza, en París, dentro del contexto del nuevo título estatal de profesor de danza. Desde 1990 fue profesor titular en la Universidad de París VIII, e intervino en numerosas estructuras pedagógicas y compañías coreográficas en Francia y en el extranjero. Paralelamente, dirigió varias investigaciones para el Instituto Nacional de la Investigación sobre el Cáncer en Milán, Italia, dentro del ámbito de la rehabilitación postoperatoria y, en este contexto, pronunció numerosas conferencias para la formación continua de los cirujanos, fisioterapeutas y psicólogos oncológicos. Desde 1996 codirigió el Centro Metis (International Center for Research and Therapy) en Milán. Con el respaldo de su experiencia y su aportación de conocimientos prácticos, clínicos, biomecánicos y filosóficos del movimiento, enriqueció la facultad internacional de Rolfing y de Rolfing® Mouvement. Profesor en Estados Unidos, en Brasil, en Europa, en Japón y en Nueva Zelanda, su rigor científico y sus incesantes investigaciones clínicas, pero también su generosidad en transmitirlas, se destilaron en la enseñanza de cada uno de los profesores de la Asociación Europea de Rolfing, del Instituto de Rolfing de Estados Unidos y de la Asociación Brasileña de Rolfing.

Percepciones múltiples

La percepción de nuestro entorno y de nosotros mismos es múltiple y cambiante a cada instante. Los accidentes, las enfermedades y el envejecimiento nos someten a prueba. Los variados contextos de los que procedemos, el clima, la cultura, la educación, la moda, la adaptación a un nuevo contexto cultural en el caso de aquellos que se ven obligados a desplazarse, la experiencia de vida y las actividades diversas ofrecen a cada uno de nosotros una paleta de impresiones que apuntalar y múltiples posibilidades de expresión. Según el contexto en el que hayamos crecido y la benevolencia de nuestro entorno, la representación de nuestro espacio y de nosotros mismos puede haberse congelado de modo sutil, mediante creencias o construcciones mentales que limitan nuestras capacidades para imprimir o expresar informaciones. ¿Cómo poner remedio a esto pasando por el organismo?

La fuerza de la gravedad: una invariable

El único factor invariable que nos reúne a todos, humanos, animales y vegetación, es esa fuerza de gravedad, presente ya desde nuestra aparición sobre la Tierra, y con la que hacemos malabarismos.

En la medida en que sea posible y tentador ponerles palabras, es enriquecedor recoger la distinta información de los pacientes que más indicios nos dan respecto a su experiencia vivida y al contexto en el que se encuentran o que incorporaron en el pasado, y cuya invariable gravitatoria haya sido el indicio principal. Actividades corporales, heridas repetidas, intervenciones quirúrgicas, puntos fuertes y débiles de las articulaciones, de la digestión, del sueño, gestión del estrés cotidiano, incomodidad o comodidad con la imagen de su cuerpo: todo tipo de preguntas pueden invitar a la persona a expresarse sobre qué es lo que la induce a acudir a nuestra sesión.

Lenguaje del cuerpo y lenguaje verbal

El lenguaje del cuerpo es, a veces, más elocuente que el lenguaje verbal, y las palabras no siempre son indispensables. No obstante, dan acceso a la manera en la que nuestros pacientes se perciben a sí mismos, juegan con sus sensaciones y las simbolizan.

El lenguaje que eligen muchas veces habla de una atracción, de una lucha o de un signo de interrogación respecto a su propio organismo y su relación con el entorno, de la necesidad de liberarse, de conocerse mejor o de otra manera.

Las palabras ofrecen pistas en cuanto al deseo de reconciliarse con sensaciones a veces exacerbadas o ausentes. ¿Podemos hablar de una necesidad de seguridad, de una necesidad de conexión, de confianza, o de una necesidad de reinventarse?

El estadounidense **Marshall Rosenberg,**[8] fundador de la **Comunicación No Violenta** (CNV), habla de las necesidades de ser tenido en cuenta, visto, escuchado, oído, de las necesidades de integridad, seguridad, vínculos, armonía, coherencia, amor, juego, intensidad, paz, dulzura, empatía, creatividad, libertad y tantas otras. La lista es larga. Me parece importante insistir en el hecho de que el organismo está incluido en esas necesidades y, por consiguiente, es importante ser conscientes de ello.

Cuando les pedimos a nuestros pacientes que caminen, no es para escrutarlos ni para juzgarlos. Es para captar su gestión del equilibrio dentro del campo de gravedad. Esto genera esta pregunta: ¿cómo lo han hecho hasta ahora? ¿Cuáles de sus éxitos y de sus dificultades se revelan en el simple movimiento de la marcha?

Una de las primeras cuestiones cuando aprendemos a andar es mantener el equilibrio o no caernos. Esto está presente en nuestro organismo, aunque, por suerte, una serie de reflejos toman el relevo de esta dinámica motora y dejan de requerir nuestra plena atención desde el momento en que, al crecer, nos las arreglamos un poco.

Mil maneras de hablar de nuestra relación con la fuerza de la gravedad

Nuestras expresiones cotidianas de lenguaje hablan de la percepción que tenemos de nosotros mismos, de los demás y del impacto que tiene sobre nosotros la fuerza de la gravedad. Cuando estamos en buena disposición, nos sentimos ligeros, llevados en volandas, levantaríamos las montañas, mientras que, cuando lo estamos menos, se nos cae el cielo a la cabeza, nos sentimos pesados y llevamos el mundo sobre los hombros.

Cada cultura tiene una semántica en relación a la construcción perceptiva que tenemos del eje de nuestro organismo, dentro de nuestro entorno, y que habla incluso de **nuestras preferencias de orientaciones gravitatorias.** En nuestro país se dice «tener los pies en el suelo» o «la cabeza encima de los hombros», o, de un modo peyorativo, «tener la cabeza en las nubes» o «levantarse con el pie izquierdo».

---

8. Marshall B. Rosenberg es un psicólogo estadounidense (1934-2015), creador del proceso de comunicación llamado Comunicación No Violenta.

En nuestros espacios de práctica a veces oímos: «Me siento bien asentado en mis pies, sólido/a, anclado/a», o «El suelo está caliente y blandito», o incluso «El suelo está oscuro y frío», «Me siento pesado/a sobre mis pies, que parecen estar aplastados», o «El suelo está duro, es extraño, invita poco», o incluso «Se me va el suelo de debajo de los pies». Hablamos aquí de una dinámica y de una relación con el suelo que puede revelarse más o menos sustentadora o benéfica.

También se oye con frecuencia: «Me falta espacio, sitio», «Me falta el aire», «Se me cierra el horizonte», o, al contrario: «Tengo más perspectiva, respiro mejor», «El techo parece claro y espacioso» o «No percibo lo que hay por encima de mi cabeza, está demasiado lejos, me desequilibra». Se trata aquí de una dinámica que revela una relación con el espacio circundante, el arriba, el abajo, pero también con el espacio externo e interno del propio organismo.

El Rolfing® Mouvement habla de cuatro «articulaciones» corporales perceptivas

Tenemos, en suma, cuatro «articulaciones» corporales perceptivas que podemos explorar, reconsiderar y completar, y con las cuales podemos modular nuestra postura: el arriba y el abajo de los que acabamos de hablar, el delante y el detrás, el lado izquierdo y el lado derecho, el adentro y el afuera.

Podemos, pues, tener acceso a un espacio de delante y a otro de detrás, siendo este último muchas veces menos conocido y explorado: «Tengo ganas de ir hacia adelante», «Siento que me caigo de bruces», «Se me está cerrando el ángulo de visión», «Veo hasta más lejos», o bien incluso «Siento que tiran de mí hacia atrás», «Puedo apoyarme sobre la parte de atrás y respaldarme», «El espacio de delante está claro, pero el espacio de detrás está oscuro», o a la inversa.

El espacio de los lados será también indicador de la manera en la que tomamos apoyo y nos estabilizamos para poder movernos o funcionar: «Mi lado derecho entero no me responde», «Todo lo hago con el lado izquierdo», «Siempre caigo del mismo lado», «Yo empiezo a caminar siempre por el lado derecho», «Por el lado derecho veo borroso; en cambio, a la izquierda, tengo un ángulo de percepción más abierto», estas posibilidades de percepción diversa difieren completamente de una persona a otra.

Después está la relación entre el adentro y el afuera del cuerpo, muchas veces expresado por la piel, que establece el vínculo entre ambos. «Me siento bien en mi piel», «Mi piel respira», «Me siento mal dentro de mi piel, demasiado estrecho». En el plano sensorial, la piel a veces puede echarse de menos: «No tengo fronteras, me siento desnudo/a» o «ausente».

Cuando la piel no está lo bastante presente o no contiene lo suficiente, la barrera natural entre uno mismo y el espacio circundante o los demás puede echarse a faltar de una manera dolorosa. El exterior tiene, en esos casos, un impacto demasiado intenso: «Estoy a flor de piel». La piel tiene una función informadora, contenedora, filtradora,[9] pero también puede ser a veces demasiado dura, estar agarrotada o blindada, o ser insensible.

Se trata, pues, de reconstruir la percepción de una piel que pueda ser, a la vez, envolvente y filtrante, lo cual exige un tacto y una atención adecuados.

Es posible también percibir los espacios internos, los volúmenes y las presiones del interior de nuestro cuerpo, según la manera en la que se distribuye la presencia de aire o de líquido (particularmente en el tórax, el vientre y la pelvis), y se conjuga con la presión atmosférica externa de la fuerza de gravedad. No olvidemos que estamos compuestos por más o menos un 60 por 100 de agua y que podemos percibir sus flujos y sus estancamientos, también en la cabeza y el cuello, en los pies, las piernas y los muslos, las manos, los antebrazos y los brazos.

La circulación de los flujos facilita la percepción de un espacio interno que en esos momentos puede estar radiante, haciendo más amables todas las percepciones del entorno. Con esto, la mirada del otro se vuelve menos importante.

El factor temporal en la coordinación de los movimientos

Finalmente, cuando hablamos de equilibrio gravitatorio en el propio movimiento, y no sólo en su realidad estática, es insoslayable tener en cuenta el tiempo. Su implicación es palpable en todas nuestras coordinaciones, incluida la de la respiración. Asistiremos, pues, a cierta cualidad **rítmica del lenguaje corporal,** que es propia de cada uno y puede prestarnos más o menos fuerza de sostén: «Yo tengo empuje», «Todo va demasiado deprisa», «Esto se prolonga, me estoy impacientando», «No tengo energía para...». Esto nos habla de un ritmo interno con el que

---

9. *Le moi-peau,* de Didier Anzieu, psicoanalista francés (1923-1999), en Éditions Dunod, 2000.

necesitamos sentirnos en coherencia con el fin de movernos y funcionar de la mejor manera posible. «Mi cabeza echa a andar la primera y me caigo hacia adelante…», «Tengo las piernas robustas y rápidas, pero el busto se me queda retenido hacia atrás y se retuerce por un lado…», «Siento las lumbares sobre todo cuando me duele… y me siento bloqueada en el medio de la espalda…». Asistimos con frecuencia a la superposición de varios ritmos en el lenguaje corporal, o en el mismo interior de la columna vertebral.

La presencia de diferentes velocidades de reacción y de inercia en las diversas partes del cuerpo da una impresión de parcelación y no responde a la necesidad de sentirse unificado.

Detrás de todas las palabras expresadas por nuestros pacientes, presentimos la indicación de aquello que necesita ser sostenido o reforzado: la parte de arriba, la de abajo, la de delante, la de detrás, el lado derecho, el lado izquierdo, el interior, el exterior, los espacios que el paciente echa de menos, las fronteras ausentes o demasiado gruesas, y la dificultad de acelerar o la necesidad de decelerar, que pueden conjugarse de mil maneras diferentes.

Tomemos el ejemplo, en un contexto social, de una persona que se siente succionada por las demás sin saber cómo regresar a sí misma. Orgánicamente hablando, parece que una deceleración de su lenguaje corporal podría ayudarla a conectarse con el interior de su organismo y, progresivamente, con el suelo, permitiéndole más tarde reinterpretar el espacio alrededor de ella. Si, por el contrario, una persona se siente pesada y le cuesta trabajo dinamizarse hacia el exterior en un movimiento dirigido hacia el otro, el hecho de tener acceso a la potencia de su agarre en el suelo y a la posible propulsión de sus pies apoyándose en él puede fomentar una aceleración de abajo hacia arriba y una perspectiva por completo distinta de encuentro, más apetecible y fulgurante, con su espacio circundante.

Se trata, pues, de explorar las dinámicas posibles entre su propio organismo y la fuerza de la gravedad: permitirle un tránsito libre a esa fuerza descendente dentro del organismo, contrarrestada por una aceleración ascendente heliotrópica. En la jerga de Rolfing® Mouvement, a este diálogo constante entre organismo y fuerza de gravedad, con el que nos podemos familiarizar, se le llama función tónica.[10]

_____

10. La función tónica es esa regulación que se instala en la organización de nuestros movimientos dentro del campo de gravedad al que estamos sometidos en el momento de

Orientación gravitatoria, sensores gravitatorios

En tanto en cuanto especialistas en Rolfing, adivinamos, pues, en el simple arranque de la marcha de nuestros pacientes, la orientación gravitatoria que precede a todo movimiento. ¿Cómo gozar del mejor equilibrio posible cuando momentáneamente ya sólo estamos apoyados en un pie? ¿Tenemos que mirar al suelo para asegurarnos de que nos sostiene, o abrir una perspectiva delante o alrededor de nosotros? ¿Podemos lanzarnos al espacio y confiar en ese suelo, tener simultáneamente acceso a su firmeza y a la suspensión del espacio, para gozar así de una estabilidad mayor en el movimiento?

En esta misma negociación es en la que va a ser posible explorar cómo disfrutar de un despliegue tranquilo del propio movimiento mejor que sufrir por acumulación de tensiones.

Los miles de receptores sensibles presentes en el plano de las fascias y de la piel, que perciben tacto y movimiento, son otros tantos medios que nos dan acceso a nuestra organización gravitatoria.

Los estiramientos de los tendones, medidos por los receptores Golgi[11] y las actividades musculares registradas por los husos musculares[12] insertos en los extremos de ciertos músculos, así como los sensores de presión bajo los pies, la actividad del oído interno y la mirada (*véase* nota 2), son los barómetros sensibles de esta organización gravitatoria que nos informa de una pérdida de equilibrio a la que podemos poner remedio.[13]

---

la preparación para el movimiento llamado el premovimiento. Tiene en cuenta nuestro tono de base, nuestro tono postural y nuestro tono dinámico, así como la manera en la que nos orientamos en relación con la fuerza de la gravedad a través de nuestras percepciones sensoriales. La atención a la función tónica nos invita a requerir a nuestros músculos estabilizadores profundos y a nuestros músculos tónicos y locales, así como a relajar los músculos fásicos globales, destinados a utilizarse en movimientos más importantes y de breve duración.

11. Los receptores Golgi, u órganos tendinosos de Golgi, son mecanorreceptores constituidos por terminaciones nerviosas situadas en los tendones en la articulación miotendinosa de los músculos y que son sensibles al estiramiento.

12. Los husos musculares son mecanorreceptores constituidos por fibras musculares particulares, situados en el interior de los músculos y sensibles a las variaciones de tensión del músculo, que traducen un estímulo mecánico en un estímulo nervioso.

13. Estos fenómenos se exploran más en detalle en la formación de Rolfing® Mouvement, una especialización de la formación de Rolfing.

El desarrollo de la sesión

La sesión se compone de varias etapas que se suceden y se refuerzan entre sí. Cada especialista organiza la sesión a su manera, según la información de la que dispone y según la alquimia que se opera entre su paciente y él, pero también según sus herramientas y convicciones del momento.

En primer lugar, existe un tiempo para conocerse, durante el cual se toma notas, por una parte, para saber qué es lo que lleva a la persona a iniciar las sesiones de Rolfing y, por otra, para tener disponibles los eventuales antecedentes clínicos del paciente, con el fin de dar comienzo a una sesión con todo conocimiento de causa.

Según lo que se haya dicho, visto o revelado, el terapeuta le propondrá a la persona que se levante y camine. Se tomará su tiempo para analizar sus sensaciones, sus tensiones, sus percepciones cómodas o molestas durante el andar, mientras que el terapeuta tendrá en cuenta, mediante su escucha gravitatoria, lo que ve y oye de la experiencia del paciente.

El terapeuta propone a continuación una estrategia de intervenciones, es decir, un tiempo dedicado a la manipulación de las fascias, tumbado en una camilla de masaje, tanto boca arriba como de costado, boca abajo, sentado y, finalmente, de pie.

Diferentes tests manuales permitirán acercarse a los síntomas en su globalidad y establecer una estrategia personalizada.

Con sus manos, sus dedos y sus antebrazos, el especialista en Rolfing va trabajando de modo progresivo sobre las fascias elegidas, realizando las manipulaciones que devuelven flexibilidad y fluidez a los diferentes tejidos, cuyo tono se va redistribuyendo poco a poco.

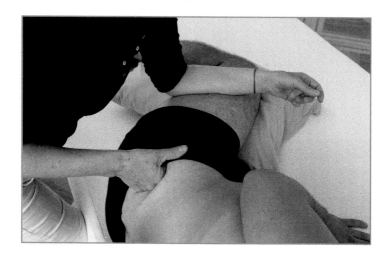

Mientras el paciente se relaja, se le invita a aceptar las percepciones que le procuran las manipulaciones.

Según la necesidad, puede verse abocado a participar, efectuando movimientos muy simples que, en su caso, procuran otras sensaciones, ligadas a la organización del movimiento que, como aquí, se le ha pedido que levante la rodilla izquierda mientras se mantiene estabilizado por el pie derecho, que está apoyado en la colchoneta con la rodilla derecha levantada.

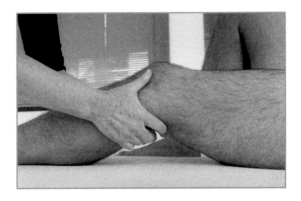

O, como aquí, se le ha pedido que diferencie los movimientos del brazo, de la cintura escapular, de las costillas y de la columna, dejando deslizarse progresivamente la mano, el antebrazo, y luego el brazo, el hombro, el omóplato, la caja torácica y la columna, reinstaurando el movimiento natural del brazo durante el andar.

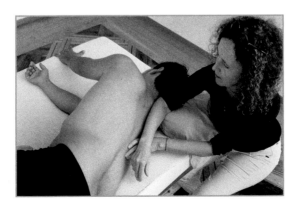

O también aquí, subir los dedos de los pies en dirección a la cabeza, después flexionar el tobillo y volver.

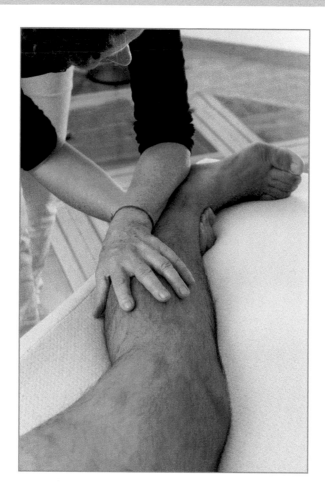

Aquí se le pide al paciente que relaje la columna hacia la colchoneta y luego que la levante en dirección al techo y a mi contra-apoyo, instalándose sobre los antebrazos, reactivando así los pequeños músculos locales estabilizadores de la columna, sin contraer músculos más globales de la espalda o los abdominales.

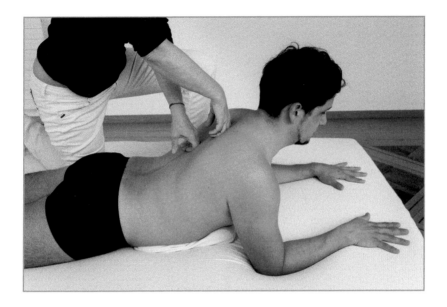

En los lugares trabajados aumenta la circulación, lo que permite una relación más positiva entre las diferentes partes del cuerpo.

Después, resulta adecuado recuperar la verticalidad y adaptar los cambios operados en las posiciones sentado y de pie, con ciertas manipulaciones, y, a continuación, anotar cómo se actualizan esos cambios al andar.

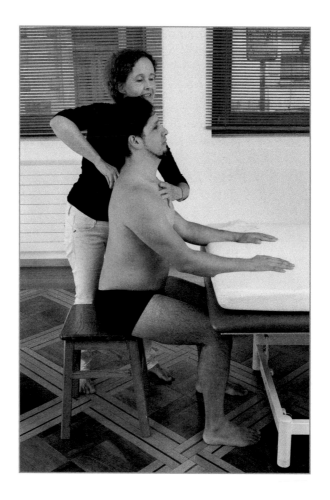

Caminar después de la sesión es un momento inestimable en el que se revelan muchas informaciones nuevas y se van integrando poco a poco. Este tiempo se dedica a la observación de un lenguaje corporal aún desconocido y de una postura que el paciente pueda llevarse consigo.

Muchas veces se trata de una actitud gravitatoria que conlleva otra mirada sobre sí mismo y sobre el mundo. Integrarla es dejarse uno tiempo para hacerse con esa experiencia, conocerse o reconocer partes que se han dejado de lado que aparecen de nuevo y no piden más que expandirse.

Cuando una postura trae consigo ligereza, comodidad y una imagen más amable de uno mismo, así como una ausencia de dolor, se tiene ganas de adoptarla. Volverá, ciertamente, a resurgir lo cotidiano, con sus problemas, presiones y actitudes no siempre beneficiosas. Pero la idea no es vivir en una postura ideal, sino más bien tener más opciones que de costumbre para afrontar lo que se nos vaya presentando.

Durante la sesión, es posible hacer el ejercicio de volver a la postura habitual y recuperar uno por sí mismo la comodidad de la nueva postura descubierta. Esto permite darse cuenta de lo que está en juego en la postura «antigua» y en la «nueva» y encontrar una alternancia entre las dos o, simplemente, realizar una elección más propicia para lo que sentimos en ese momento, sin que sufra por ello nuestra estructura física.

Se trata de encontrar la estrategia adecuada para cada uno: la que libera el organismo de ciertas inhibiciones acumuladas, que a veces se han convertido en auténticos puntos de fijaciones impresas en las fascias, que por ello están más densas e incluso bloqueadas. Por eso, nosotros, en tanto que especialistas en Rolfing, utilizamos un tacto sensible que estimula la reactividad de los tejidos y restablece sus movimientos intrínsecos.

Entablar conocimiento con nuestras inhibiciones de movimiento y nuestras coordinaciones repetitivas

La mayoría de las veces, las inhibiciones suelen ser de orden expresivo. Los **automatismos adquiridos de coordinación,** o *habitus*, se construyen, conscientemente o no, con nuestros aprendizajes, en el contexto sociocultural en el que, desde nuestra más temprana edad, somos vistos, somos mirados, y no siempre nos animan a que ocupemos el espacio, o nos solicitan en exceso para que ocupemos más. Este contexto nos condiciona y, aunque es estructurante, inhibe muchas veces nuestro lenguaje corporal espontáneo.

No siempre es cómodo ir al encuentro de nuestros diversos sentires emocionales, y, no obstante, algo dentro de nosotros tiene hambre de ese reencuentro con nuestra corporeidad y con nuestra libertad de movimiento.

El proceso de Rolfing lleva a los pacientes a «ser» más que a «hacer». Esto requiere una motivación de los pacientes para estar presentes, con o sin palabras, en sus estados diversos, sean éstos los que sean.

Explorar los beneficios secundarios de nuestra postura al terminar la sesión

No hay malas posturas. Cada una tiene su razón de ser y revela de una manera expresiva su forma propia de gestionar la fuerza de la gravedad, cierta realidad y unas circunstancias determinadas. Una postura es el resultado de la adopción de coordinaciones repetitivas, que no siempre son las más felices para el equilibrio duradero del organismo: tienen repercusiones de orden mecánico y, más tarde, estructural. No obstante, una postura es la mejor opción del momento hasta que un incidente positivo pueda sugerir una nueva manera de hacer. Cuando se presenta la ocasión de poder, repentinamente, andar o respirar de otra manera sintiéndose mejor, quedan disponibles otras paletas de expresividad y otras maneras de entrar en relación con los demás.

Puede ocurrir, no obstante, que no nos apetezca despegarnos de una postura o de una actitud que, por variadísimas razones, nos ha prestado servicio, aunque mecánicamente sea incómoda.

A fin de cuentas, **cada postura aporta un beneficio.** Si, por ejemplo, tenemos la costumbre de desplomarnos por la noche delante del televisor, la parte anterior de la caja torácica se deprime. Aunque en ese momento la respiración no sea óptima, es posible, no obstante, que por fin nos sintamos más relajados.

Cuando intercambiamos unas palabras en un contexto profesional y se cierra algo hacia la parte delantera de la caja torácica, es posible que nos sintamos más al resguardo, más plantados en nuestras piernas, y, por consiguiente, más estables y con más solidez. Dicho esto, ese beneficio solamente es secundario, porque la respiración permanece frenada.

Por otro lado, cuando experimentamos una libertad de la caja torácica que permite una respiración más amplia después de una sesión de Rolfing (es decir, un beneficio real), es posible que, a pesar de ello, nos sintamos expuestos y, por consiguiente, más vulnerables. En ese caso hay que abordar una negociación gravitatoria y **hacer malabares entre el beneficio real y el beneficio secundario** para encontrar un justo medio que permita a la vez sentir la libertad de la caja torácica y de la respiración, emparejada con una estabilidad sobre los pies y las piernas, lo cual permite acoger esa vulnerabilidad y arriesgarse a sentirla.

De las sesiones de Rolfing pueden aflorar muchas percepciones: el anclaje, el hecho de sentirse vivo desde el interior, el descanso, la apertura del espacio circundante, el desarrollo y la potencia del empuje de los pies y las piernas, la ligereza de una respiración más amplia, el deslizarse de las caderas que se han vuelto móviles, el enderezamiento natural del tórax, la flexibilidad y la solidez de la espalda, el descanso y la movilidad de los hombros, la fluidez de la nuca, la coordinación de los brazos y la sensación de estar más presentes, estables y centrados.

Juntos, pacientes y especialistas, se enfrentan al descubrimiento del mundo perceptivo que permite explorar las negociaciones gravitatorias y reconsiderar aquellas que fueron aprendidas inconscientemente y ya no son satisfactorias. **El andar sigue siendo la manera más simple de acceder a esto.** Partiendo de sentir el propio peso, dejándolo que se manifieste y se amplifique, será progresivamente posible encontrar un alineamiento que permita descubrir la aceleración opuesta a la de la gravedad, que va hacia arriba y da comodidad, ligereza y apertura a nuestro entorno, durante el desplazamiento.

Establecer asociaciones nuevas

Procedentes todos ellos de medios y de realidades diferentes, nuestros pacientes son únicos en sus necesidades, sus expectativas, sus motivaciones y las dificultades con las que se tropiezan para aliviar a su organismo de dolencias diversas. Durante las sesiones, cada uno va haciendo poco a poco sus asociaciones de ideas con respecto a sus propias sensaciones.

Parece vital darles a nuestros pacientes los medios que les permitan construirse un imaginario de su propio cuerpo para darles ánimos, incluso para tratarlos, reconectando con una sensación de descanso, de espacio, de respaldo, de apertura, intercambio, dinamismo y fuerza.

En un mundo en perpetua mutación, tener acceso a una seguridad interna y prestar atención al propio lenguaje corporal facilita las relaciones con los demás. De lo que se trata es de poder expresar uno su naturaleza profunda, sin dejar de respetar el espacio interno y externo de unos y otros, ayudándose con esa fuerza que nos es común, la de la gravedad.

Tiempo invertido

Así pues, los Rolfers escuchan a sus pacientes y evalúan la disponibilidad y la motivación de éstos para permitir que les toquen, para experimentar, para moverse y transformarse durante un proceso y en un espacio-tiempo de, más o menos, diez sesiones de un poco más de una hora, y después de encuentros renovados.

Es sabido que hace falta cierto número de sesiones para poder acceder al organismo en su conjunto y constatar un efecto beneficioso y duradero.

Siempre puede considerarse la posibilidad de proponer sesiones de apoyo en la medida en que las intervenciones se vayan afinando y respondiendo a una necesidad de integración más sutil del organismo.

Los accidentes, las dificultades con las que nos hemos encontrado en momentos particulares de la vida o las transformaciones debidas al embarazo justifican sesiones adicionales, que ayudan considerablemente a recuperar el bienestar, la confianza y el equilibrio.

Es importante, aun con todo, considerar que toda transformación posible al realizar las sesiones es, sobre todo, fruto de un compromiso por nuestra parte, por parte de nuestros pacientes y de la habilidad que mostremos nosotros para encontrarnos con ellos.

Rolfing® Mouvement, una experiencia única de trabajo en grupo

Rolfing® Mouvement en grupo puede ayudar a consolidar el trabajo efectuado durante las sesiones de Rolfing. Juntos, exploramos nuestros hábitos posturales, nos abrimos a nuestro mundo perceptivo y tomamos conciencia de las coordinaciones repetitivas que realizamos, y después reforzamos nuestra relación con la fuerza de la gravedad aprendiendo a jugar con la función tónica, la reactividad de nuestro organismo respecto a la fuerza de la gravedad.

Gracias a una escucha apropiada de nuestras necesidades, al hecho de compartir y a la práctica de ejercicios progresivos «autoestructurantes», continuaremos reforzando nuestra musculatura profunda y liberándonos de las tensiones acumuladas, descubriendo al mismo tiempo una paleta de impresiones y de expresiones conjugadas, con las que es gozoso poder tomar contacto cuando podemos compartir esta experiencia. Así, no sólo perpetuamos los beneficios de las sesiones de Rolfing, sino que también mantenemos cierta higiene orgánica (postural y estructural).

Pueden visionarse gratuitamente unos cincuenta de estos ejercicios en la página web: www.rolfing-studio.ch bajo «Cours» y «vidéo Rolfing® Mouvement», sesiones 1 a 10.

Por qué acudir a nosotros

· · · · · · · · · · · · · · · · ·

El cuerpo muchas veces desempeña el papel de un barómetro conectado con todas nuestras experiencias vividas, y nosotros, los Rolfers, respondemos a la llamada de aquellos que se sienten a disgusto, disminuidos e indispuestos, o que simplemente desean restablecer un vínculo más alegre con su cuerpo.

Según el oficio que se ejerza o la etapa de vida en que se esté, los golpes duros, los accidentes, las intervenciones quirúrgicas, los impactos emocionales, todo se siente físicamente, y **nuestro organismo adquiere la medida de nuestra incomodidad,** de nuestro cansancio, o incluso de nuestro agotamiento, aunque nosotros dirijamos la atención a otro lado.

Sentirse aliviado, explorar las potencialidades del propio cuerpo y sus movimientos, liberarse de los dolores: tales son las razones que llevan a las personas a acudir a conocernos e iniciar un proceso con nosotros. **Mala postura, estrés, tensiones, movilidad difícil, dolores crónicos y padecimientos musculares y articulares son los síntomas más comunes de los que nos hablan.**

Durante las sesiones, tomamos en consideración el estado general de nuestros pacientes y los acontecimientos importantes que les han afectado física y psíquicamente, así como las dinámicas corporales resultantes de una hiperlaxitud o de una hipertonicidad muscular. De manera más específica, tratamos las problemáticas debidas a la falta de curvatura o a las curvaturas demasiado acentuadas de la columna, a las escoliosis, a los pies planos o a los pies cóncavos y rígidos.

Ajustamos nuestro trabajo cuando existe hipersensibilidad corporal y ayudamos también a nuestros pacientes a recuperar las percepciones de las que carecen, propias para orientarlos con más holgura, a la vez en su espacio interno y externo.

Una vez establecida la confianza entre paciente y especialista, resulta más natural abordar las incomodidades debidas a las imágenes o representaciones que tenemos de nosotros mismos, que no nos dejan en paz o nos impiden estar a gusto en ciertos lugares y circunstancias.

A nuestros pacientes estar acompañados en la exploración de estos fenómenos o de ciertas memorias con una mirada atenta y sin juicio les ayuda a pasar los hitos importantes de transformación personal.

Por último, es muy importante no subestimar la utilidad de Rolfing en los cuidados preventivos: **liberando los bloqueos que se instalan con los movimientos repetitivos inadecuados de nuestra coordinación, evitamos que éstos se transformen en cualquier patología.**

Heridas particulares, accidentes y operaciones

Rolfing se recomienda de tres a seis semanas después de traumatismos tales como accidentes, roturas, desgarros, distensiones, impactos violentos, latigazos cervicales, caídas e intervenciones quirúrgicas. El terapeuta guiará con suavidad a su paciente para que integre las partes heridas, en primer lugar, recordándole la presencia del resto del organismo. En efecto, una de las primeras maneras de escapar de la cronicidad de un dolor es dar valor a aquello que es resiliente y funciona.[1]

Después, es importante descargar las zonas de compensación con el fin de que no sufran ellas también. Por ejemplo, cuando una pierna está herida, es asimismo importante trabajar sobre la otra pierna para que permanezca flexible y no se ponga rígida, hasta el punto de quedar también dañada. Llega después el momento en el que el trabajar la zona herida permite aumentar su circulación local, acelerando así su sanación. Finalmente, lo que garantiza la rehabilitación del evento traumático es recuperar el propio potencial de acción y de movimiento en el espacio, soltando de manera progresiva los dolores y los miedos que uno tiene.

Si bien es primordial poder confiar en nuestra capacidad interna de sanar, es igualmente vital recuperar confianza en la capacidad que tenemos de habitar el espacio que compartimos con los demás. Con mucha frecuencia, después de un accidente o de una intervención quirúrgica, uno se acurruca y se protege. Este fenómeno puede, en sí mismo, tener toda una serie de consecuencias sobre nuestro organismo: condicionar nuestras percepciones, comprimirnos, modificar la coordinación de nues-

---

1. *The Brain's Way of Healing* o *Guérir grâce à la neuroplasticité*, Place des Éditeurs, 2016, de Norman Doidge.

tros movimientos y, así, nuestra relación con los demás, con las cosas y con los lugares.

Por eso es tan importante, para recuperar la confianza, que nos acompañen y nos reorienten con esmero. Así, los eventos difíciles, que nos obligan a detenernos y a reconsiderar la importancia de las cosas, pueden incluso abrirnos nuevos horizontes.

En caso de coerciones profesionales

Rolfing puede aliviar a las personas que ejercen trabajos domésticos o de construcción, durante los cuales los movimientos repetitivos a veces son inadecuados.

La posición sentada y la mirada focal requerida durante las horas de trabajo delante del ordenador traen consigo una cascada de pequeños dolores neurálgicos y musculares, que se agravan con el tiempo y el estrés, la mayoría de las veces en la espalda, la nuca, las muñecas, las caderas y el coxis.

Vivimos en una época en la que la exigencia de eficacia, rapidez y rendimiento dentro de un equipo muchas veces jerarquizado ejerce una presión extraordinaria, que con frecuencia trae consigo una pérdida de referentes, una desconexión de las necesidades vitales, y, a veces, conduce, de una manera más grave, al *burn-out*.

Mediante una escucha corporal, Rolfing puede ayudar a recuperar sensorialidad, integridad, aumento de energía, referentes y serenidad, en la medida en que la persona disfruta de un apoyo terapéutico completo.

Para bailarinas y bailarines

Los bailarines se interesan por el proceso que ofrece Rolfing, porque les aporta otra experiencia de su cuerpo diferente de la del entrenamiento diario. Recuperan sensaciones de circulación, de elasticidad, ligereza, fluidez y confianza, que podrán integrar en su trabajo técnico y artístico. Dado que el equilibrio gravitatorio es aún más fundamental para un bailarín, se presta una atención particular a la manera de adquirir una orientación igual de cómoda en el suelo que en el espacio, y a la inversa, ofreciéndoles así una estabilización fluida y que les aporta seguridad. Cuanto más libre, flexible y estable es el cuerpo, con más fuerza se despliega la capacidad de transmitir un mensaje sin que más tarde haya que pagar un precio por ello.

La experiencia de Nicola

Nicola es italiano y es bailarín profesional de danza clásica y contemporánea. Su oficio le lleva a actuar en diferentes ciudades europeas.

A la edad de treinta y tres años, cuando recibe su primera sesión de Rolfing, se siente desconectado de una parte de sí mismo: al forzarse a una rigurosa disciplina de trabajo, su cuerpo está acostumbrado a responder a las necesidades de su entorno profesional y a las expectativas de sus coreógrafos, de sus compañeros y del público.

«Mi compromiso con la excelencia obraba de manera que había una presión continua en el hecho de ser evaluado y de gustar.

El encuentro profundo con mis espacios internos y ciegos, que experimenté gracias a mi terapeuta, me proporcionó a la vez el deseo de tener una relación mejor con el suelo, pero también suscitó una especie de rebelión ante el pensamiento de mantenerme siempre recto. Como si llevara mi cuerpo igual que un saco flexible puesto alrededor de una verticalidad lineal y no tuviera conciencia de la redondez de su contenido, salvo cuando, literalmente, me averiaba.

Empecé a integrar nuevos espacios internos en mi entrenamiento, lo cual me desorientaba y me hacía perder el equilibrio en las actuaciones. Ya no me sostenía mi técnica de ballet ni mi identidad con todas mis creencias de entonces. El proceso de desintegración de todo lo que había construido llegó tan lejos que mi coreógrafo y mi director me convocaron, pidiéndome que me comportara de manera diferente y que ejecutara lo que el maestro de ballet siempre me había enseñado. Era difícil regresar a esa convención. Yo no podía explicar mi "trans-form-ación". Experimenté una no aceptación por parte de ellos y una soledad que, extrañamente, me devolvió al suelo, hacia el hecho de ser "alimentado" por él y de poder así reevaluar mi situación y mis apetencias.

Hoy, por el hecho de sentirme "sostenido" desde abajo por el suelo, puedo decir que esta experiencia fue el precio que tuve que pagar para volver a mi individualidad y al sentimiento de coherencia fisiológica y psicológica que se operó en mí: funciono mejor y mi imagen del cuerpo ha dejado de estar por encima, al lado o por debajo, o de ser diferente de mí. La inmovilidad y el silencio se han armonizado con mis movimientos, impulsándome hacia el desarrollo de mis acciones y de mis decisiones. Ligereza y pesadez se han invertido. Una relación amistosa con el suelo ha sustituido a aquella distancia que experimentaba respecto a él.

La investigación coreográfica que he explorado después me ha invitado a adoptar un enfoque diferente del movimiento y de la expresión en escena, con los cuales me he sentido más acorde.

Las heridas corporales han disminuido radicalmente, a pesar del lenguaje corporal poco convencional que he adoptado en ciertas actuaciones.

Hoy, puedo sentir en cada uno de mis pasos ese sentimiento único de tener un espacio central, que en la jerga de Rolfing se llama "core".

Encuentro que se debe respetar el valor único e indivisible de cada individuo en un mundo que no deja de fragmentarse».

Para músicos de ambos sexos

Es interesante para los músicos trabajar a la vez su postura con Rolfing y su manera de incorporar el instrumento.

El trabajo de las fascias les proporciona la flexibilidad requerida para explorar nuevas maneras de asir el instrumento, encontrando otras técnicas mejores. Así pueden evaluar los cambios por los que están pasando y escuchar la diferencia sonora de los sonidos que emiten.

Es importante identificar los elementos perceptivos capaces de liberar algunas de sus coordinaciones motoras. Este trabajo se aborda de modo más particular con Rolfing® Mouvement.

La experiencia de Marie-Barbara

Marie-Barbara es una profesional de la viola. Posee una práctica regular de orquesta y de música de cámara, de la que también imparte clases.

«Para mí, la cuestión fue, entre otras, encontrar cómo adaptar una expresión musical en la posición sentada, que, si bien es cómoda y menos fatigosa, no forzosamente ayuda a encontrar cierta tonicidad corporal.

En mi experiencia de Rolfing hubo varias etapas.

La primera, gracias a la manipulación, me permitió cartografiar mi cuerpo, sentir su interior y su funcionamiento, percibir yo misma mi estructura, mis huesos y tejidos blandos. Sentir que mi piel respondía con sensibilidad al tacto me aportó muchas informaciones kinestésicas.

La segunda etapa fue explorar mi relación con el espacio, lo cual era bastante fascinante, porque la relación de mi cuerpo con la gravedad me permitió también organizarme en el espacio. Eso me permitió vivir una relación completamente diferente con los demás: por ejemplo, tocar como solista sin pasar miedo, utilizando todo ese espacio disponible y sacándole partido. Me permitió también, cuando estoy en la orquesta, tener una escucha de todos y tener realmente conciencia de las personas que están ahí: ¡aunque estás lejos, te "tocas" a pesar de todo!

La tercera etapa consistió en aprender poco a poco a sentir y manejar los desplazamientos del peso de mi cuerpo, para tener más libertad en mis movimientos. Lo que precedió a esa conciencia fue sentir cómo la aleación viva del tacto y del movimiento se acopla con la intención de abrir un espacio y tomarlo, porque para eso tenemos la sensorialidad. ¡Es algo bastante mágico!

En la postura del violista siempre se dice: "Levanta la viola", y en esos casos hay que encontrar cómo mantenerse recto. Yo he podido solventar esta dificultad simplemente amplificando la sensación de la mano que toca el mástil, así como la de los dedos en movimiento sobre las cuerdas. Es algo así como con los pies: cuando se "alimentan" del suelo, todo se alimenta y, a partir de ahí, yo puedo dar una dirección hacia arriba con el codo izquierdo sin ningún cansancio.

Para la mano y el brazo derechos, que sostienen el arco, de lo que se trataba era de encontrar una coordinación con el brazo izquierdo, una contralateralidad mediante el juego de la mano derecha con el fin de llegar hasta el talón del arco. Con la viola es más difícil y la tendencia es utilizar otros medios, compensando en bloque. Es muy enriquecedor sentir una alternancia posible de mis apoyos a izquierda y a derecha. Gracias a la percepción del tacto y a la presencia de la mano izquierda, aunque tiene muchas cosas que hacer, tengo mucha más libertad de juego y disfruto de una comodidad mucho más grande a la altura de la cintura escapular, porque mis dos lados son más independientes.

En cuanto a la cabeza, lo que fue determinante es el hecho de poder apoyarla, de tener una dimensión más, un espacio detrás de mí, que puedo implicar con la escucha. ¡Los cambios que esto aporta son enormes! En relación con el sonido, es como con el espacio, cuanto más se abre mi percepción del espacio, más se acopla con él el sonido y viceversa.

Descubrí también la importancia de las piernas y de los músculos interóseos de mis pies, así como de la relajación de la mandíbula. La profundidad del sonido y la resonancia van ligadas al suelo y a la vibración ósea que llega hasta los pies. Pero todavía tengo que explorar esa relación con el suelo, que es menos accesible para mí que la que tengo con el espacio.

Lo que me fascina es el tacto visceral, la forma de los órganos y todo lo que ocurre dentro del vientre. Me gustaría sentir mejor mis vísceras, y quizá tocar más con las tripas (risas).

En general, la experiencia de Rolfing y de Rolfing® Mouvement me ha proporcionado el placer de estar dentro de mi cuerpo. Incluso tuve una propuesta para tocar y bailar en el suelo con varios compañeros. ¡Es una experiencia novedosa para mí que me llama mucho!».

Para actrices, actores y cantantes de ambos sexos

Para transmitir su texto o su mensaje, la presencia expresiva del cuerpo y de la voz del actor o cantante es primordial. El trabajo en las fascias refuerza la disponibilidad corporal para variar las posibilidades de juegos de expresión, y Rolfing® Mouvement ayuda a armonizar la coordinación de los movimientos, confirmando la agilidad del actor y su capacidad para estar alerta sin dejar de estar asentado y habitado ni de ser auténtico. La caja de resonancia de la voz y su proyección en el espacio aporta un retorno sonoro tangible para cada actor o cantante y su auditorio.

La experiencia de Gloria

Gloria es cantante de ópera. Lo que prefiere antes que nada es cantar como solista, mezclar ópera y expresión teatral, no llevar ninguna partitura, sino poder seguir a un director de orquesta, porque así se siente más libre.

«Lo que ha cambiado con Rolfing es el trabajo de la cabeza y el reparto de su peso: esto ha modificado la relación que tenía mi cabeza con el busto y ha mejorado de manera asombrosa la circulación entre todas las partes de mi cuerpo. Se oye el resultado en el sonido de mi voz y se percibe que mi postura es diferente, que hay una descrispación ligada a la respiración y a la manera de asentar los hombros, de manejar la lengua y la mandíbula.

Si bloqueo los hombros al inspirar, se quedan enganchados al busto, y si las piernas están perezosas, el busto se ladea. Es importante tener conciencia de esto: cuando mis piernas están fuertes en sus apoyos, sostienen los hombros, y cuando tengo conciencia de mi busto, de que está menos encogido, el diafragma está menos apretado y, cuando respiro y canto, se mueve todo hasta la parte baja del vientre. De la parte delantera a la trasera de mi cuerpo, hay tranquilidad, me siento distendida, y la coordinación de mis gestos y de la voz se instala de manera natural.

Antes, los apoyos no me eran accesibles. Rolfing me ha dado la posibilidad de percibirlos y ha traído un sentimiento de globalidad de mi persona. Cuando esto circula entre las diferentes partes del cuerpo, todo se articula con más ligereza y facilidad. Esto es notable en la manera de producir sonido y de pronunciar las palabras, todo es más fácil de controlar. Tengo un sentimiento de homogeneidad, de poder hacer lo que quiero, porque todo va junto: la ejecución del virtuosismo, ir deprisa con muchas notas y palabras, tener cierto volumen, variar los matices y expresar algo de mí que no está forzosamente predeterminado.

Luego está el momento de salir a escena y enfrentarse al público; a veces es como en un estadio de fútbol o un zoo en el que actúa cada uno. Hay una especie de violencia que uno recibe, una respuesta al estrés de estar en escena, con las cuales se puede hacer algo. Para mí, esto tiene mucho que ver con la mirada: mirar a las personas, al espacio de alrededor, tener una impresión global de todo ello. Después hay que dejar hacer a la inteligencia del cuerpo. Personalmente, a mí me gusta recuperar la sensación del suelo.

Antes, el espacio de mi izquierda no era accesible para mi ojo izquierdo y yo compensaba esa ausencia con el ojo derecho. Además, soy miope, de manera que enfrentarme al público y mirarlo me ha ayudado. Tengo muchas percepciones de mi postura en conexión con mi mirada, pero también percibo el vínculo entre mis pies y mi mirada, como si los pies sostuvieran la mirada. Cierta irradiación de la parte alta del cuerpo nace de un apoyo muy bajo en las piernas.

Como cantante, uno es a la vez el instrumentista y el instrumento. En el canto lírico, como nuestro instrumento es blando, hay muchas tensiones y contratensiones que encontrar, con el fin de adquirir cierto tono. Rolfing me ha ayudado a distenderme en la búsqueda de ese tono. Yo no tenía un acceso benévolo hacia mí misma. El recuerdo de ciertas sesiones me permitió construir esa relación conmigo misma a través de la suavidad».

Para atletas y adeptos al deporte

Las personas para las que el desempeño físico es un factor importante suelen estar a la búsqueda de aquello que les permita maximizar su potencial. Dado que Rolfing permite al organismo funcionar con más economía, más flexibilidad y una precisión acrecentada en el esfuerzo, los atletas encuentran en él ventajas evidentes. Los corredores, por ejemplo, sienten que se les amplifica la respiración, que se les «engrasan» las articulaciones, que se les aligera, e incluso, a veces, se alarga la zancada. Refieren también que su recuperación después de un maratón es más rápida.

Aquellas y aquellos que hacen caminatas por la montaña o escalada, pero también patinaje, tenis o algún deporte de equipo obtienen beneficios de los nuevos puntos de referencia que les ofrecen Rolfing y Rolfing® Mouvement. Es más fácil tener mejor agarre en el suelo y una captación flexible del espacio. La falta de flexibilidad procede muchas veces de una inseguridad vivida en uno de estos dos polos, que resulta en un exceso de estabilización de la musculatura. Hablamos de comodidad y de confianza gravitatoria cuando un deportista tan sólo implica la musculatura necesaria para el esfuerzo requerido. Con ello gana en ahorro de energía y maximiza su desempeño.

Para las mujeres antes, durante y después del embarazo

Las fascias se estiran bastante durante el embarazo. Si ya antes del nacimiento aprovechaban Rolfing para disfrutar de cierta elasticidad, se vuelven más permeables a los cambios que van a venir. El hecho de tener en cuenta la situación gravitatoria antes de que tu organismo pase por los cambios debidos al embarazo permite pasar por este acontecimiento sin dolores de origen postural.

En caso de incomodidad, de dolores de espalda o de tensiones diversas durante el embarazo, las sesiones de Rolfing ayudan a recuperar plasticidad postural con el fin de poder adaptarse a los cambios que se operan, aligerar las tensiones presentes, aprender a sentarse y a caminar sin trabas. Además, disponer de tiempo para ocuparte de ti misma permite acoger al niño tomando contacto con todas las alegrías y aprensiones que puede suscitar este acontecimiento.

De todos modos, las sesiones son más breves que de costumbre, porque es evidente que un impacto sobre la circulación de la sangre y el desplazamiento de las toxinas producido por las manipulaciones pueden afectar al bienestar del bebé.

Después del parto, hace falta un tiempo para que la elasticidad de las fascias recupere su tonicidad inicial.

Mientras que la mamá da el pecho, sus ligamentos siguen estando más flexibles que de costumbre. Gracias a Rolfing, es más rápido recuperar el cuerpo de antes y reequilibrar la tonicidad general. Paralelamente, vale la pena aprender a sostener al niño sin hundirse ni crear nuevos dolores de espalda y de nuca.

La experiencia de Millie

Cuando Millie acude a mí, tiene treinta y nueve años y está embarazada de cinco meses y medio. Lo que la trae a Rolfing son los dolores de rodillas, pantorrillas, espalda, hombros, nuca y mandíbula, así como la necesidad de percibir lo que está ocurriendo en su interior, muscularmente y en el plano articular. No desea hacer ni osteopatía, a la que ya recurrió, ni fisioterapia o kinesioterapia: necesita que se «toque el todo». Como su postura ya no era satisfactoria antes del embarazo, su incomodidad se acentúa.

Tras recurrir a la fecundación *in vitro,* queda embarazada de trillizos, pierde a dos gemelos que se momifican dentro de su útero al principio del embarazo y se queda con un solo niño. Este acontecimiento la separa de una parte de sí misma, pero también de su bebé, con el que no llega realmente a entrar en contacto.

> «Los resultados después de las sesiones eran inmediatos; yo respiraba mejor, tenía más apertura a la altura del tórax, comprendía mejor cómo agarrar los objetos y ya no tenía dolor. En el plano emocional, había muchas cosas que gestionar, pero yo iba recuperando sitio, una manera mejor de respirar, y sentía que me iba haciendo más fuerte, física y psíquicamente».

Tuve la suerte de seguir a Millie después del parto y durante otro embarazo que se produjo de manera natural bastante rápido después del anterior, a razón de una vez al mes hasta dos días antes del parto.

«El trabajo era todavía más profundo para mí, sentía una fuerte reconexión física y energética conmigo misma y con el niño, y me repuse con mucha rapidez después del parto. Era un regalo. Que me trataran las cicatrices y me tocaran en diferentes niveles me gustó y me dio seguridad. Las cicatrices enseguida cambiaron de color y se hicieron menos dolorosas. Sentí que me convertía en actriz de mi recuperación de forma y de mi sanación, y pude restablecer mi postura con más puntos de referencia y de conciencia».

Para las personas de edad avanzada

Nunca es demasiado tarde para intervenir y mantener el equilibrio y el bienestar, así como para conservar cierta movilidad.

La experiencia de Denise

Denise tiene ochenta y tres años. Viene a hacer sesiones de Rolfing porque tiene dolor continuo en la parte alta de la espalda como consecuencia de unos problemas de salud y de la colocación de un marcapasos. Después de las sesiones se siente aliviada, pero le vuelven los dolores cuando va andando por la calle y «se fuerza a ir hacia adelante». Aborda Rolfing® Mouvement en una clase de ocho personas, en la que están mezcladas todas las edades. Queda impresionada por la capacidad que tienen ciertas personas de hablar de sus sensaciones y de su experiencia vivida. Ella nunca aprendió a hacer eso y, hasta este momento, nunca se ha interesado realmente por sus sensaciones corporales. Después de cada clase, se siente mejor y sabe también qué ejercicios le sientan mejor y cuáles prefiere evitar. Nunca es demasiado tarde para ocuparse de uno mismo, encontrar nuevas maneras de entrar en contacto consigo y estar en concordancia con su personalidad mientras se descubren otras pistas de exploración.

Para chicas y chicos adolescentes

En los casos de malestar corporal, de inicio de escoliosis, de limitación de las capacidades físicas, de postura insatisfactoria o con el fin de adquirir más seguridad y tonicidad corporal, Rolfing puede ser una gran ayuda.

Una vez trabajé con un muchacho de quince años al que me había enviado su madre porque tenía una postura encorvada y su actitud parecía carecer de dinamismo. La primera sesión transcurrió bien, lo mismo que la segunda. Pero durante la tercera sesión, él ya no participaba y permanecía mudo. Le pregunté qué ocurría y, para mi gran asombro, me dijo que detestaba que le tocaran. Me detuve de nuevo y le pregunté qué deseaba hacer: «Irme», me respondió. Así que dejé que se marchara, asegurándome de que no estaba alterado. Durante mucho tiempo me reproché esa situación, advirtiendo que no había desarrollado los medios necesarios para asegurarme la colaboración completa de aquel joven paciente.

Cuál fue mi sorpresa cuando, ocho años más tarde, ese mismo muchacho decidió venir a hacer sesiones conmigo. Volvimos a hablar de lo que había ocurrido y, con sinceridad, me dijo: «Yo era joven y no estaba preparado». Es realmente importante estar atentos a la reticencia de ciertos niños y adolescentes ante el hecho de que los toquen, y respetar así su intimidad. Es, pues, primordial que expresen ellos mismos la necesidad de hacer algo y que no se les imponga.

Para niños y bebés

Para los niños más pequeños también tenemos que asegurarnos de que sienten el deseo de que intervengamos en ellos con una terapia de tacto como Rolfing y no imponérsela, a pesar de la ansiedad que podrían suscitar en su entorno su postura o su problemática.

Las sesiones son más breves, porque sus fascias son mucho más elásticas que las de los adultos: aunque tengan tensiones, reaccionan muy rápido a la manipulación. La dinámica de la sesión es totalmente distinta y pasa más bien por el juego. El niño sabrá expresar con su lenguaje corporal natural y su expresión propia si quiere más intervenciones o si desea un descanso y un tiempo de integración.

Para los bebés, en caso de existir tensiones visibles, dificultades para dormir o en la armonización derecha/izquierda, tortícolis u otros síntomas diagnosticados por un pediatra, Rolfing puede ayudar en la medida en que el especialista tenga costumbre de trabajar con bebés. No todos los especialistas en Rolfing están suficientemente formados para sentirse a gusto con esta franja de edad.

Motivaciones y método

Con el fin de trabajar *con* nuestros pacientes y no *sobre* ellos, parece imperativo que estos expresen verbalmente sus eventuales expectativas, pero, sobre todo, sus motivaciones.

Algunas investigaciones en psicoterapia[2] han puesto en evidencia que, para que un tratamiento terapéutico llegue a buen fin, ciertamente hace falta un porcentaje de eficacia y de pericia en el procedimiento, la técnica o el método empleados, pero no es ése el factor más importante. Antes de eso, la parte más importante del éxito del tratamiento reside en la motivación del paciente para tratarse y responsabilizarse, así como en las circunstancias de vida que le ayudan a hacerlo. El compromiso del terapeuta para hacer lo mejor que sepa; su carácter, su energía, la sabiduría, la empatía y la calidez que facilitan la relación con su paciente vienen después. Las expectativas y la esperanza compartidas por el terapeuta y su paciente, así como el efecto placebo, son también importantes y vienen en tercer lugar, *ex aequo* con el método, la técnica y las herramientas utilizadas para el éxito del tratamiento.

Si bien Rolfing es un método eficaz en un tiempo relativamente corto, las condiciones citadas deben estar presentes para que el tratamiento llegue a buen puerto. La humildad del terapeuta parece ser una condición *sine qua non*. La colaboración, la escucha, la sinceridad y los objetivos nombrados y compartidos son los ingredientes de una confianza indispensable para el éxito del tratamiento. Son esenciales la aceptación incondicional de los pacientes y los ajustes que haya que hacer si no se

---

2. *The Heart & Soul of Change, What Works in Therapy,* de Mark A. Hubble, Barry L. Duncan, Scott D. Miller (Editors, 1999).

alcanzan los objetivos. Tenemos que conocer nuestros propios límites cuando se presentan, saber derivar a nuestros pacientes si se revelase que es necesario hacerlo y, por consiguiente, desarrollar una red de terapeutas para poder hacerlo.

Es importante precisar que los especialistas en Rolfing nunca trabajan todos de la misma manera por varias razones:

– Primero, porque cada uno comprende y practica un método según sus propios filtros de aprendizaje. Es importante que este aprendizaje se renueve, se refresque y se perfeccione mediante un trabajo continuo de formación que modificará la intervención del especialista.
– Después, porque un método evoluciona con el tiempo y se redefine sin cesar. El Rolfing de hoy ya no es exactamente igual al de hace treinta o cuarenta años.
– Por último, porque cada profesor hace hincapié en aspectos diferentes del trabajo. Así pues, es importante estudiar Rolfing con, por lo menos, tres profesores y puntos de vista diferentes. Eso es lo que proponemos en las escuelas y asociaciones de Rolfing® Integración Estructural en Europa, en Estados Unidos o en Brasil, lo cual nos diferencia de las demás escuelas de integración estructural.

NECESIDADES REPERTORIADAS Y NECESIDAD DE SER TOCADOS

• • • • • • • • • • • • • • •

Carta de las necesidades

Si nos interesamos por las necesidades y condiciones prioritarias indispensables para la salud resaltadas por la Organización Mundial de la Salud en la Carta de Ottawa,[1] nos damos cuenta, sobre todo en los países afortunados, de que otras necesidades, si no son reconocidas, resultan en tensiones crónicas o en disfunciones.

Abraham Harold Maslow, psicólogo humanista estadounidense, desarrolla una jerarquía de las necesidades en la década de 1940. La base de su pirámide está formada por diferentes necesidades fisiológicas: la alimentación y la hidratación, después la seguridad y la protección. Los niveles siguientes hablan de las necesidades de autoestima, descubrimiento y conocimiento y, finalmente, de realización.

Es interesante preguntarse cómo expresa el organismo el sentimiento de autoestima y de realización.

La enfermera estadounidense Virginia Henderson[2] cuenta catorce necesidades fundamentales sobre todo relativas al cuerpo: respirar, beber y comer, eliminar, moverse, mantener una buena postura, dormir y descansar, vestirse y desvestirse, mantener la temperatura del cuerpo dentro de los límites de la norma, estar limpio y proteger la propia piel, evitar los peligros, comunicarse, practicar cada uno su religión y actuar según sus creencias, tener ocupación y realizarse, recrearse y aprender. Sorprendentemente, no habla de la necesidad de ser tocados.

---

1. Tener techo, acceder a la educación, alimentarse convenientemente, disponer de ciertos ingresos, disfrutar de un ecosistema estable, contar con una aportación duradera de recursos, tener derecho a la justicia social y a un tratamiento equitativo.
2. Virginia Henderson (1897-1996), enfermera, investigadora y docente estadounidense.

Breve recapitulación sobre la desaparición del tacto en la atención médica

Al parecer, las primeras prácticas de sanación que utilizaban el tacto y aparecen registradas en la historia médica de las culturas de Oriente se remontan a más de veinticinco siglos.[3]

En varias culturas, los chamanes o sanadores de las comunidades utilizan el tacto para calmar los problemas, que en su época no estaban disociados del cuerpo y del espíritu.

Hacia la Edad Media, en Occidente, estas prácticas se van articulando progresivamente en una ciencia médica, y se estigmatiza a los sanadores que utilizan el tacto, por una parte, por la Iglesia y, por otra, por los partidarios de esta nueva ciencia médica.[4]

A principios del siglo XVII, en la época de René Descartes, la Iglesia no es muy favorable a las investigaciones científicas. René Descartes, que escribe una teoría del cuerpo, seguida de una teoría del alma y de la mente, permite, en cierto modo, que pueda proseguir la investigación científica manteniendo la separación cuerpo-mente. La Iglesia toma todo el control sobre el alma y la mente, sometiendo el cuerpo físico. Se establece entonces una nítida escisión entre ambos, en aras de una buena relación entre ciencia y religión.

La revolución industrial, cuyas investigaciones científicas y técnicas culminan a mediados del siglo XIX, trae consigo la noción del organismo como «cuerpo-máquina». La medicina, que a partir de ese momento se convierte en una industria, obra de manera que los pacientes, en su proceso de sanación, se conviertan en los eslabones de su enorme cadena de montaje. Dentro de este contexto, el uso del tacto prácticamente ya no tiene cabida.

Por suerte, subsisten, a mediados del siglo XIX, sobre todo en el campo, unos cuantos curanderos a los que en Europa se los denomina «ajustadores» o «saludadores», y *bonesettlers* en Estados Unidos. Hay que esperar mediados del siglo XX para que el tacto recupere sus derechos dentro de los cuidados médicos.

---

3. Leonard Miller, University of Medical School in Miami & Research Institute for Touch, 1987.
4. Cohen, S. S. *The Magic of Touch.* Ediciones Harper and Row, Nueva York, 1987.

La necesidad de ser tocado

¿Nos habríamos detenido a comprobar la necesidad de contacto físico si su ausencia en los casos de hospitalización no se hubiera revelado como desastrosa? En Estados Unidos, por ejemplo, hacia mediados del siglo xx, empezaron a hacerse preguntas sobre este tema en pediatría, así como en medios hospitalarios, en casos de ingreso de personas de mucha edad. También en los ámbitos de la psiquiatría, del psicoanálisis y de la psicología se plantea la cuestión de la necesidad o no de tocar.

El antropólogo y sociólogo humanista inglés Ashley Montagu[5] explica que el sentido del tacto es el primero que se instala en el embrión y el último que permanece cuando vamos cumpliendo años. Todos los demás sentidos derivan de él. Antes de la imagen, el olor, el sabor o el oído, experimentamos la presencia del otro a través del sentido del tacto, un sentido del todo recíproco: no podemos tocar a alguien sin ser tocados nosotros también.

La necesidad de estimulación táctil está reconocida en los recién nacidos, que, si son privados de ella, simplemente no sobreviven. Ashley Montagu habla de la importancia de esta necesidad en los primeros momentos de la vida y cuenta el experimento realizado por el pediatra estadounidense J. Brennemann,[6] quien, ya en 1938, instaura en su departamento de Nueva York que el personal sanitario se haga cargo de los bebés huérfanos. En ese momento, el índice de mortalidad de estos niños descendió de manera considerable.

Más tarde, son los trabajos de René Spitz,7 relacionados con todas las cuestiones relativas a la separación del niño y de su madre, los que permiten modificar las condiciones de vida de los lactantes en varios departamentos hospitalarios, penitenciarios y de otros tipos. Se habla entonces de «hospitalismo», es decir, de la degradación del estado de un lactante privado de contacto humano.

---

5. Montagu, A. (1905-1999) *La peau et le toucher*, Éditions du Seuil, 1979.
6. Brennemann, J. (1932). «The infant ward», *American Journal of Diseases of Children*, 43, p. 577.
7. René Arpad Spitz (1887-1974), psiquiatra y psicoanalista estadounidense de origen húngaro. Véase «Grief a peril in infancy», vídeo sobre la ausencia materna y los traumas de la infancia (1947): en él habla de hospitalismo y de depresión anaclítica en el niño que ha creado un vínculo de apego con su madre y es separado de ella hacia la edad de seis a doce meses, lo cual le sume en un profundo estado de angustia.

A propósito de las personas de edad, en las notas de lectura del gerontólogo Lucien Mias,[8] en Francia, encontramos esta simple y elocuente frase: «Yo me siento yo porque tú me tocas».

Estudios recientes muestran que el tacto es primordial en las personas de edad avanzada, porque las reconforta, las anima a estar presentes y las ayuda a orientarse en el espacio, sobre todo cuando algún otro sentido no está en sus plenas condiciones. La pérdida de referentes que se instala con la partida de amigos y de la familia cercana, el rechazo social del que a veces son objeto las personas ancianas y el miedo a no atraer ya el contacto debido a la apariencia del cuerpo, que se transforma, obran de manera que el tacto afectivo, amistoso, produce tranquilidad y consuelo.[9]

En el caso de una persona de edad con carencia de tacto, Ashley Montagu habla igualmente del consuelo que proporciona el movimiento de mecer, que estimula la piel.

Las investigaciones recientes realizadas por el Touch Research Institute de Miami, en particular por Tiffany Field,[10] muestran que el tacto terapéutico crea una cascada de respuestas químicas, entre ellas un descenso de las hormonas de estrés en la orina, tales como el cortisol, la catecolamina[11] y la dopamina, así como un aumento de los índices de serotonina.[12] En 1998, y después en 2014, Tiffany Field muestra que esta modificación bioquímica tiene un notable efecto en la depresión.[13]

---

8. Lucien Mias, llamado Dr. Pack, es un gerontólogo, humanista y jugador de rugby francés, nacido en 1930.
9. *Soins infirmiers en gériatrie: vieillissement normal et pathologique* de Mickey Stanley y Patricia Gauntlett Beare, Edición de Boeck et Larcier, 2003, traducción de la 2.ª edición estadounidense.
10. Tiffany Field, psicóloga estadounidense, profesora en los departamentos de pediatría, de psicología y de psiquiatría de la facultad de medicina de la Universidad de Miami, directora del Touch Research Institute y autora de *Les bienfaits du toucher*, Ediciones Payot, 2003.
11. Se trata de compuestos orgánicos que desempeñan el papel de hormonas o de neurotransmisores; los más corrientes son la adrenalina (epinefrina) y la noradrenalina (norepinefrina).
12. La serotonina es igualmente un neurotransmisor.
13. En 1992, Tiffany Field realiza un estudio sobre los beneficios del tacto en masajes terapéuticos. Registra mejor sueño y menos ansiedad y depresión, así como un descenso de actividad de las hormonas del estrés en los niños y adolescentes.
    Ese mismo año, advierte menos ansiedad, depresión y un descenso del nivel hormonal del estrés en los niños que padecen el síndrome de estrés postraumático después de haber sobrevivido al huracán Andrew.

Mano, manera de tocar y distancia

La mano, más que una herramienta aguda, sigue siendo el órgano sensorial más sensible a la reactividad, la temperatura, la textura y los movimientos inherentes de las diferentes capas de tejidos con los que entra en contacto. Pero, antes que todo eso, la mano reconoce simplemente la existencia y la presencia del otro. Puede contener, sostener, orientar, estimular, articular, diferenciar y revelar, para cada uno, todo un mundo ligado a su sensorialidad y a su imaginario.

En 1979, Stephen J. Weiss[14] describe el tacto como un lenguaje por sí mismo, en igualdad de condiciones con la palabra escrita u oral. Habla de la importancia de la duración del contacto, de su localización, su intensidad, su frecuencia, de la manera en que uno lo realiza y de la sensación que evoca.

Respecto a esto, yo añado que lo que tiene que hacer el especialista es dejar tocarse él por la persona a la que está tocando, sin reducirla al estatus de objeto por carecer de sensibilidad.

Edward T. Hall[15] habla de cuatro distancias físicas en nuestras interacciones: la distancia íntima, la distancia personal, la distancia social y la distancia pública. Demuestra que, cuando ofrecemos tratamientos, el tacto se sitúa en la esfera íntima.

Ésta es la primera pregunta que nos tenemos que hacer si deseamos experimentar una sesión de Rolfing o recibir un tratamiento que incluya el tacto: ¿estamos dispuestos a aceptar que entre alguien en nuestra esfera íntima?

En 1996, habla de mejora de la sociabilidad y de la limpieza de los bebés mediante el masaje, incluso cuando se da el masaje a sus madres embarazadas.

En 1997, indica menos síntomas de ansiedad y de depresión, mejor imagen del cuerpo, mejor índice registrado de dopamina y de serotonina, así como un descenso de los niveles de cortisol en adolescentes bulímicas.

En las mujeres que han sufrido abusos físicos o sexuales, se advierte menos ansiedad y depresión, así como una reducción del nivel de cortisol y de aversión al tacto.

En los niños que padecen deficiencia de atención (TDAH), parecen modificarse la sensibilidad al tacto, la atención al sonido y la actitud en clase, así como la relación con sus profesores.

14. «The language of touch», S. Weiss, Nursing Research, 1979.
15. Edward T. Hall (1914-2009), antropólogo estadounidense, en sus trabajos sobre la proxémica y en su libro *The Hidden Dimension*, 1966.

Didier Anzieu[16] afirma que, de todos los órganos de los sentidos, el más vital es el del tacto, y que, si no se preserva la integridad de la mayor parte de la piel, no se sobrevive. El tacto responde a las necesidades fundamentales de sostén, de definición de uno mismo mediante el afuera y el adentro, de continente y de posibilidad de intercambio.

En su artículo «Tocar o no tocar», el psicólogo contemporáneo Ofer Zur[17] explica que, hasta la década de 1950, la comunidad de los psicólogos no empezó a apreciar el apego existente entre padre o madre e hijo a través del contacto físico.[18] Reafirma a día de hoy que el tacto es uno de los elementos esenciales que favorecen el desarrollo y la sanación del ser humano. No sólo es uno de los componentes críticos de la salud y del crecimiento de los niños, sino también una poderosa herramienta de comunicación. Ofer Zur habla del tabú cultural que mantienen respecto al tacto ciertos psicoanalistas o psicólogos, para los cuales una tradición dualista persiste en separar los modelos de funcionamiento físicos y mentales.[19]

---

16. Didier Anzieu (1923-1999), psicoanalista francés y profesor de psicología, en su libro *Le moi-peau*, Édition Dunod, 1995.
17. «To touch or not to touch, Exploring the Myth of prohibition on touch in psychotherapy and counseling», Zur Institute, California. Zur escribió, en particular: *Boundaries in Psychotherapy, Ethical and Clinical Explorations*, American Psychological Association, Washington D. C., 2007 Electronic Edition, Editions Kindle. Para todos los artículos sobre la relación entre terapias y tacto escritos por Ofer Zur, véase: www.zurinstitute. com/free-ressources/articles/therapeutic-boundaries/#touchsub
18. Durante décadas, bajo la influencia del concepto freudiano que vincula el primer año de la vida al estadio oral, se pensaba que el apego al padre/madre venía del hecho de que éste alimentaba al niño. Después de la Segunda Guerra Mundial, en 1958, el psicólogo estadounidense Harry Frederick Harlow (1905-1981) demuestra que, entre los macacos Rhesus que comparten el 94 % de la herencia genética humana, la necesidad del vínculo a través del tacto es más importante que la necesidad de ser alimentado. El bebé macaco tiene acceso a dos madres de sustitución: una, con un tejido calentado por una lámpara que proporciona una experiencia táctil positiva; la otra, con un biberón en el que puede beber a voluntad. El experimento mostró que los bebés monos permanecían hasta veintidós horas de veinticuatro junto a la madre de sustitución provista del tejido que transmitía calor, y junto a la otra sólo estaban el tiempo necesario para alimentarse.

    El psiquiatra y psicoanalista británico John Bowlby (1907-1990), autor de *Attachment, Separation and Loss,* publicado por Hogarth Press & The Institute of Psychoanalysis (1969), dirige, junto con Mary Ainstworth, en 1978, la primera investigación científica sobre el amor, el apego y el vínculo entre hijos y padres, vínculo que se crea mediante el contacto íntimo.
19. El psicoanálisis tradicional hace hincapié en la neutralidad del psicoanalista y el establecimiento de fronteras claras, rígidas e inflexibles en el momento de la terapia, así como

Varias investigaciones han mostrado que la estimulación táctil es en extremo importante para el desarrollo, el mantenimiento fisiológico y la regulación psicológica de los bebés, los niños y los adultos.

Ofer Zur hace ver, asimismo, que no se habla mucho de los destrozos que se pueden hacer en psicoterapia si se evita tocar al paciente para consolarlo. Propone ciertas formas de tacto que pueden completar una sesión de psicoterapia o de psicoanálisis, como el ritual del gesto de recibimiento y de despedida, el tacto que va jalonando la conversación, el que ayuda a levantarse o a sentarse, el contacto que consuela, el que da seguridad, el juguetón, el que orienta, el que lleva a asentarse, el tacto instructivo y el que celebra. Insiste, por supuesto, en la importancia de un modo de tocar no sexuado, no punitivo, hostil ni violento. No omite que, en ciertos casos, es importante no intervenir mediante el tacto, en particular con algunos niños hiperactivos o con pacientes adolescentes que padecen trastornos físicos importantes que necesitan un apoyo adecuado.[20]

Las psicoterapias que incluyen el cuerpo o el tacto

Finalmente, Ofer Zur da valor a las psicoterapias que incluyen el cuerpo y el tacto. Si he decidido hablar de ellas para concluir este capítulo sobre el hecho de tocar, es porque en su mayoría afloraron en la década de 1970 y fueron compartidas con Ida Rolf o conocidas por la generación de sus

---

sobre una distancia necesaria para tratar a los pacientes. Ofer Zur habla asimismo del miedo entre ciertos psicoterapeutas y analistas de que el tacto no sexual del terapeuta se desvíe de manera inevitable hacia relaciones sexuales, y subraya que algunas de sus colegas mujeres han experimentado la necesidad de intervenir prohibiendo que se toque en las consultas por miedo al abuso por parte de algunos de sus colegas varones respecto a las mujeres. Habla también de la gestión defensiva de cierta medicina que, por temor a que se le reprochen ciertas conductas, toma la opción de renunciar a tocar frente a las ventajas que supondría hacerlo.

20. Ofer Zur habla de las reacciones a veces negativas al tacto que tienen ciertos niños hiperactivos (estudio de Bauer en 1977). Trae a colación también a ciertos adolescentes que pueden ser refractarios a que los toquen porque lo sienten como una familiaridad inapropiada o una manera de controlarlos (estudio de Smith 1980 y Jones en 1994). Finalmente, hace mención a una creciente bibliografía sobre los niños a los que se ha tocado poco en su infancia y que parecen haber desarrollado un comportamiento asocial, agresivo y violento (Mitchell, 1979; Older, 1982; Katsurada, 2012), así como una dificultad para sentir, tomar la iniciativa del tacto y recibirlo (Hunter & Sturve, 1998).

alumnos más cercanos, como **el filósofo Don Johnson,** que estudió con ella de 1970 a 1978 y escribió el primer libro sobre Rolfing.[21] Don Johnson se convirtió en fundador y director del programa certificador de las terapias somáticas en 1983.

He aquí algunas de estas psicoterapias de vanguardia que incluyen el tacto:

— La de **Wilhem Reich,**[22] que crea en la década de 1950 la Orgone Energy o Clínica de la energía vital para detectar las enfermedades con un origen energético. Señala la importancia de tocar el cuerpo y de activar el organismo, así como de tomar conciencia de las propias tensiones. Para él, el sistema muscular es el lugar de las represiones y la suma de todas las tensiones musculares, la estructura visible del carácter de la persona.

— La **Gestalt Approach**[23] **de Fritz Perls** es elaborada, ya en 1942, por este psiquiatra y psicoanalista alemán, que tuvo como psicoanalista a Wilhelm Reich, y cuyo trabajo destaca la importancia de un enfoque subjetivo de la terapia fenomenológica, en la que, con frecuencia, se disocian pensamientos, sensaciones y emociones en las experiencias incómodas. Es él quien invita a Ida Rolf a que enseñe su método en Esalen, California.

— El **Focusing**[24] **de Eugène Gendlin,** filósofo y psicólogo de origen austríaco emigrado a Estados Unidos. De de 1962 a 1973 desarrolla una técnica de terapia que enseña cómo cambiar la manera en la que los problemas existen concretamente en nuestro cuerpo. Carl Rogers, que desarrolló el método psicológico centrado en la persona, utiliza el Focusing en la década de 1970. En él, el cuerpo se entiende como un vehículo de comunicación y de sanación, y el tacto tiene en él su lugar como auxiliar de la palabra.[25]

---

21. *Le Rolfing, bâtissez-vous un nouveau corps,* Don Johnson, libro de psicología dinámica, Édition Retz, 1981. Don Johnson es fundador y director del Somatics Program en el seno del California Institute for Integral Studies (CIIS) en 1983.
22. *Wilhelm Reich, énergie vitale et psychothérapie,* de G. Guasch, Éditions Retz, 1998.
23. *Manuel de Gestalt-Thérapie, La Gestalt: un nouveau regard sur l'homme*, Fritz Perls, ESF Éditeur, 6.ª edición en 2016.
24. *Le Focusing,* de Eugène T. Gendlin, Bantam Books, 1981.
25. Trabaja con otro psicólogo humanista estadounidense, Clayton Alderfer (1940-2015), que rectificó la pirámide de las necesidades de Maslow en 1969. Alderfer habla de las necesidades de bienestar, de expresión y de conexión, situadas en tres categorías que reagrupan las necesidades de existir, de estar en relación y de medrar en el trabajo.

- La **Formative Psychology** de **Stanley Keleman,** líder estadounidense e internacional de la psicología del movimiento en 1970. Reconoce que el «Sí mismo» no puede ser aprehendido fuera del movimiento, de la respiración, de la postura, de la tensión y del gesto, ni fuera de las propias células, de los órganos y del tejido conjuntivo.[26]
- La **Hakomi Therapy** de **Ron Kurtz,**[27] desarrollada en la década de 1970 y cuyo Instituto nace en 1981 en Boulder, Colorado, donde se encuentra ya el Instituto de Rolfing. Con la ayuda del cuerpo y de las palabras, se vuelven a llevar a la superficie las memorias centrales inconscientes, así como las experiencias y creencias, allí donde pueden ser estudiadas y transformadas.
- La **Bioenergetics** de **Alexander Lowen,** en 1976, utiliza el lenguaje del cuerpo para sanar la mente, y señala que una carencia de energía es el resultado de tensiones crónicas causadas por la supresión de los sentimientos. Estas tensiones pueden ser disueltas por los ejercicios de bioenergética que restauran el potencial de una vida rica y plena.
- El **Somatic Experiencing,** desarrollado y perfilado a finales de la década de 1980 por **Peter A. Levine,** también especialista en Rolfing, psicólogo y biólogo estadounidense, que propone un método que trae la resolución de los impactos y de los traumas al organismo.

No enumero todas las terapias que incluyen el tacto y emergieron en esa época, ni todas las que han aparecido desde entonces. Todas ellas tienen su lugar y su importancia. **No obstante, fuera de Rolfing, ninguna de ellas ha tenido en cuenta la fuerza de la gravedad ni ha evaluado la necesidad de integrarla con el fin de que todas las transformaciones resulten duraderas.**

---

26. *Emotional Anatomy: The Structure of Experience,* Stanley Keleman, Center Press, Berkeley, 1985.
27. *Hakomi Therapy*, Ron Kurtz, Paperback, 3.ª edición, 1985, publicado por el Hakomi Institute.

EL MODO DE TACTO DE ROLFING

· · · · · · · · · · · · · · · ·

El tacto y la gravedad

En las diferentes escalas relativas a las necesidades, no se tiene en cuenta el impacto de la fuerza de la gravedad sobre nuestra masa, sobre nuestro organismo y, por consiguiente, sobre nuestro psiquismo. Incluso en las terapias occidentales del siglo xx, contemporáneas de la de Ida Rolf, la fuerza de la gravedad es un dato tan natural que su importancia no se considera. Cualesquiera que puedan ser nuestras diferencias perceptivas y semánticas, **la única fuerza constante a la que, no obstante, estamos sometidos todos, desde nuestro nacimiento a nuestra muerte, es, en efecto, la fuerza de la gravedad.**

Cuando, en la década de 1960, es invitada por Fritz Perls a Esalen, California, para presentar su método y formar a estudiantes, Ida Rolf articula su trabajo en torno al impacto de la fuerza de la gravedad sobre las fascias, así como sobre el reacondicionamiento de éstas mediante el tacto con el fin de que **la fuerza de la gravedad se convierta ella misma en terapeuta.** «Cuando el organismo trabaja correctamente, la fuerza de gravedad lo recorre sin trabas. Después, él se cura de manera espontánea», afirma.[1]

Las herramientas del Rolfer

Los especialistas suelen trabajar con camillas anchas en las que se puedan sentar al lado de sus pacientes, o, si no, se instalan en un taburete, a los

---

1. «When the body gets working appropriately, the force of gravity can flow through. Then, spontaneously the body heals itself», *Rolfing and Physical Reality*, Ida P. Rolf, reimpreso por Healing Arts Press, Rochester, VT, 1990.

pies o a la cabeza de éstos. **Sus principales herramientas son los dedos, las falanges y la palma de las manos, que utilizan tanto como los antebrazos,** para trabajar sobre restricciones tisulares menudas o expandidas, superficiales o profundas. Suscitan la participación activa de sus pacientes con el fin de restablecer el vínculo con zonas dormidas, tensas, magulladas o, simplemente, no percibidas.

Hoy, el espectro de los modos posibles de tocar está más diferenciado que en la época de Ida Rolf, en la que se pensaba que había que romper las fibras de colágeno[2] para que los tejidos recuperasen su elasticidad. ¡Recibir un tratamiento de Rolfing podía dejar la impresión de que te había pasado por encima una apisonadora!

Desde estos últimos treinta años, el tacto se ha perfeccionado y se ha diversificado, y aborda tanto las estructuras más finas como las más anchas, las más internas como las más externas, las más densas como las más tenues: **las fascias se expanden por todo el organismo como un auténtico órgano postural, que estructura a la vez el contenido y el continente de nuestro organismo.**

Las investigaciones realizadas sobre las fascias muestran que el ángulo de presión que ejerce el terapeuta sobre sus superficies, si está a 30 o a 45 grados, es mucho más contundente y beneficioso que con un ángulo de 90 grados, en el que se vuelve punzante y simplemente desagradable. Los mecanorreceptores tales como los Ruffini,[3] situados en las fascias subcutáneas, parecen en particular sensibles a las técnicas lentas y son como ventanas conectadas con el sistema nervioso autónomo.[4]

Cuanto más sensible es la mano a lo que toca, más le indica la respuesta de los tejidos al tiempo, la presión y la intención necesarios para la intervención. Las capas sucesivas de las fascias se irán revelando poco a poco a manos del especialista en Rolfing por su reactividad, su textura, su

---

2. El colágeno es una proteína presente en las fascias, que forma fibras insolubles y proporciona resistencia al estiramiento de nuestros tejidos.
3. Uno de los diversos receptores sensoriales que responden a las deformaciones mecánicas. El papel de otros mecanorreceptores implicados en la manipulación de las fascias se aborda en el capítulo «Fascia, Ciencias y Rolfing®, Integración Estructural».
4. El sistema nervioso autónomo es la parte del sistema nervioso responsable de las funciones no sometidas al control voluntario, tales como la digestión, la vascularización o la sudación. Por lo general, se divide en dos partes: el sistema simpático, cuando nuestro organismo está en estado de alerta, o el parasimpático, cuando está en estado de reposo.

calor y sus tracciones internas, llevándolas hacia las zonas en las que haya hipomovilidad y fijaciones.

El arte del tacto de Rolfing consiste en pasar de la capacidad para recibir una información procedente de los tejidos a la de volver a dar fuerza directiva, seleccionada según la necesidad de la zona trabajada.

He aquí unos cuantos ejemplos de lugares específicos particularmente fibrosos en el organismo, visitados con regularidad durante las sesiones de Rolfing, aparte de los más conocidos de las **aponeurosis, la fascia que recubre los músculos:**[5]

- **Las partes fibrosas de las fascias** alrededor de las zonas en las que pasan nervios, arterias y vasos sanguíneos, en el sitio en el que los músculos están separados unos de otros por tabiques o **septos.**
- **Las partes densas,** tales como la **banda iliotibial** a lo largo del lateral del muslo, o los **retináculos,** esas estructuras fibrosas que cubren los tendones de los músculos alrededor de las muñecas, los tobillos y las rodillas, y son aptas para producir más lubricación de los tejidos debido al efecto de cierto tipo de tacto, según arrojan los resultados de nuevas investigaciones.
- **La membrana interósea** situada entre el radio y el cúbito de los antebrazos, o la situada entre la tibia y el peroné de las piernas, esas fascias profundas que compensan torceduras, roturas y tensiones acumuladas.
- **El periostio,** o capa externa del hueso, compuesta de tejido conjuntivo fibroso, en el que se insertan los tendones y los ligamentos. El periostio es un tejido conjuntivo con presencia de fibras nerviosas[6] particularmente sensibles, que, por consiguiente, hay que abordar con precaución y lentitud.
- **Las partes más o menos elásticas, fibrosas o ligamentosas** en el plano articular, situadas alrededor y entre los órganos viscerales, y en el interior de la boca y de la nariz.

---

5. La aponeurosis es la envoltura fibrosa que rodea los músculos o grupos musculares y los conecta con sus puntos de inserción.
6. Presencia de fibras nerviosas en el hueso y el periostio: véase el artículo de Hohmann, El; Elde, R.; Rysavy, J.; Einzig, S.; Gebhard, R.: «Innervation of periosteum and bone by sympathetic vasoactive intestinal peptide-containing nerve fibers», *Science,* vol. 232, 1986, págs. 869-871.

Interviniendo de manera más envolvente o más incisiva, los Rolfers tienen en cuenta antes que nada la vivencia de su paciente, hombre o mujer.

Aparte de la fluidificación de los tejidos tocados, que favorece el intercambio con los tejidos circundantes, pueden instalarse en el organismo nuevos vectores de apoyo, que permiten una mejor adecuación de las articulaciones y su buen funcionamiento. Sus beneficios se perciben en la postura sentada, al caminar y en las posiciones estáticas, así como durante la ejecución de movimientos más complejos.

A los Rolfers los sostiene la fuerza de la gravedad cuando trabajan

El terapeuta no se apoya en su paciente al tocarlo, sino que utiliza su eje y sus propios apoyos gravitatorios para descansar el peso de su cuerpo en sus pies cuando está de pie, o en su pelvis cuando está sentado, con el fin de liberar su caja torácica, sus brazos y sus manos, que en ese momento pueden disponer de su respectivo peso.

A los pies, a la cabeza o al costado de sus pacientes, encuentra la distancia adecuada y el ángulo de intervención deseable con el fin de mantener una intensidad de tacto sin tensión inútil.

Conserva una percepción panorámica del espacio circundante, y su atención, a la vez focalizada y periférica, le confiere un tacto ni blando ni crispado, que él puede en todo momento adaptar y modificar en función de lo que percibe.

Después, mediante **un juego de transferencia del peso de su cuerpo y de sus manos,** el terapeuta acentúa, según las necesidades, la presión necesaria sin por ello perder el contacto con sus propios espacios articulares, a la altura de muñecas, codos, hombros, columna, caderas, rodillas y tobillos. Simultáneamente, mantiene la libertad de la caja torácica respecto de la pelvis, pero también respecto de los brazos y la nuca.

Si no comprime su propio cuerpo al trabajar, el Rolfer tampoco comprime el de su paciente. Al contrario, puede escuchar la motilidad[7] **de un tejido, rodearlo, distinguirlo, estimularlo y orientarlo vectorialmente.**

---

7. Motilidad: movimientos específicos de un tejido o de un órgano.

Un tacto tridimensional

Si bien en el aprendizaje de Rolfing el tacto de las fascias mediante presiones se hace capa tras capa, con la ayuda de los antebrazos, de las falanges y de las manos, como si distinguiéramos las capas diferenciadas de una cebolla, con la experiencia, este tacto se transforma, gracias a la aportación de una visión más tridimensional de la red de las fascias en el organismo, teniendo en cuenta el continente y su contenido.

Peter Schwind, uno de los profesores alemanes de la formación avanzada de Rolfing, se interesó por las **diferentes presiones internas del organismo,** expresadas según el vacío y el relleno de las cavidades viscerales, así como según las interacciones de éstas con las curvaturas de nuestra columna vertebral, por una parte, y, por otra, con nuestras estructuras más longitudinales de locomoción, prensión y manipulación.

Localizó **puentes de transición** entre estas diferentes cavidades, constituidos por envoltorios fasciales que, en función de la manera en la que se tome contacto con ellos, reacondicionan las diferencias de presión, **dando al organismo un tono más adecuado entre continente y contenido.** Gracias a esta aportación, los Rolfers se pusieron a trabajar más sistemáticamente con las dos manos, a veces separadas una de otra, percibiendo, por una parte, el conjunto del organismo, pero también los detalles clave, que los llevaban finalmente a tomar opciones de intervención más enfocadas, ya fuera en superficie o en profundidad.

He aquí lo que nos dice Peter Schwind en su libro de técnicas sobre las fascias y membranas:[8] «Cuando un paciente está tumbado boca arriba y las manos del terapeuta están colocadas sobre la superficie de su cuerpo, el peso de la mano y del brazo del terapeuta se transfiere forzosamente al organismo del paciente. Si el terapeuta utiliza una mano bajo la espalda y una mano sobre el tórax del paciente, la transmisión del peso que pasa de una mano a la otra y está sostenida por la camilla tendrá un efecto muy diferente sobre los tejidos y sobre el paciente, que se sentirá tratado de una manera más global. Más que tener un efecto selectivo, superficial y lineal sobre las fascias, el terapeuta tiene así **acceso al conjunto de su red**».

Durante la formación de base de Rolfing se aprende poco a poco a sentir esa tridimensionalidad de la red de las fascias, pero hay que co-

---

8. *Fascial and Membrane Technique, a Manual for Comprehensive Treatment on the Connective Tissue System*, Peter Schwind, Ed. Churchill Livingston Elsevier, 2006.

menzar por sentir sus diferentes capas. Poder tenerlo todo en cuenta requiere cierto tiempo de aprendizaje y de práctica.

Peter Schwind añade que, en ese tipo de tacto, es importante **escuchar a las fascias, marcadas por un ritmo diferente según su constitución y el lugar en el que se encuentran:** «Cuando tomamos contacto con capas de fascias más superficiales, nuestra calidad de tacto debe plantearse con suficiente intensidad para que las capas más profundas puedan seguir la respuesta de las fascias superficiales. En contrapartida, cuando trabajamos sobre las fascias profundas de las extremidades o de las cavidades del cuerpo, su continente o perímetro exterior debe darnos el lugar para hacerlo. De manera general, evitamos irritar los tejidos y provocar resistencias por parte del organismo de nuestros pacientes».

Afirma también que la mano es capaz de variar sus estimulaciones de una multitud de maneras a partir del *feedback* que recibe de los tejidos, registrado por el cerebro: «La mano es, pues, capaz, a la vez, de **transmitir y de recibir una información, de registrar los efectos de un estímulo y de rectificar sus apoyos e intenciones.** Para ello, el Rolfer debe ser capaz de pasar con libertad de un uso pasivo a un uso activo de la mano, y, para ciertas técnicas, debe poder tener pasiva una parte de la mano mientras que la otra está activa.

»La eficacia terapéutica se caracteriza por el hecho de que el contacto manual debe ser lo bastante sensible para detectar **tensiones sutiles en las tres dimensiones de la red de las fascias.** Se trata de percibir a la vez minúsculas diferencias en el plano de las características de superficie y de registrar al mismo tiempo componentes que están distantes de ese punto de contacto inmediato.

»Esta atención diferenciada conduce a un tacto y una calidad de contacto a la vez amistosa y libre de apego, dado que la atención no está focalizada en un solo punto».

Habla también de la gran sensibilidad de diferenciación que tiene la palma de la mano, que observa y sostiene el peso del paciente, mientras que los dedos están más en condiciones de dar impulsos de estiramiento, dado que cada dedo tiene su propio punto de apoyo y de atención. Finalmente, **cuanto más libre es la coordinación de movimiento entre las dos manos y los dedos del terapeuta, más puede abrirse, respirar y diferenciarse el espacio que hay entre ellos.**

Otra cosa importante, señala Schwind, es la diferencia entre un punto de contacto estático, que, como hemos visto, exige una escucha y unos ajustes sutiles, y un contacto de deslizamiento. En este último, característica de ciertas manipulaciones de Rolfing, **la velocidad debe adaptarse a**

la tensión de los tejidos: cuanto más densos son estos, más lenta tiene que ser la intervención.

Hay, asimismo, una manera de abordar las articulaciones y de intervenir en su encaje, con un tacto articular de compresión y descompresión que relaja las tensiones en el interior de la articulación misma y propone otros vectores de apoyo. Este tacto traerá consigo una modificación en la distribución de los fluidos y la sensación de un espacio articular sorprendente, que conllevará el aprendizaje inmediato de otra manera de moverse.

Peter Schwind explica hasta qué punto invitan las sesiones de Rolfing a **un proceso de comunicación** en varios niveles con los pacientes, similar al planteado en un enfoque psicoterapéutico.

«Primero está la buena relación que hay que encontrar entre las dos personas, y, si bien el terapeuta puede tener un tacto sensible y cercano al paciente, mantiene una distancia amistosa para no embarullar la relación con su propia personalidad».

Añado yo que esta distancia es más bien un espacio entre las dos personas, y que, para el especialista, el hecho de estar en su propio eje gravitatorio mientras trabaja lleva automáticamente a respetar ese espacio: **el paciente no es el eje gravitatorio del terapeuta, ni el terapeuta es el del paciente.**

Esto mismo es lo que les enseñamos a nuestros estudiantes, que, a su vez, se lo enseñan a sus pacientes, en particular con el enfoque del Rolfing® Mouvement. Gracias al espacio y al volumen que adquieren, con el aprendizaje del sostén permitido por el hecho de hacerse con la fuerza de la gravedad, los pacientes pueden adquirir cierta autonomía. Sea cual sea su entorno, eso les confiere poco a poco un alineamiento postural expresivo potencialmente dinámico.

Tacto gnóstico, tacto pático, tacto háptico

En 1977, en el ámbito de los cuidados de enfermería, Van den Bruggen define el tacto «gnóstico» y el tacto «pático». El tacto gnóstico es aquel que busca saber, evaluar, y que supera las barreras afectivas del paciente al servicio del saber, mientras que el tacto pático comunica una intencionalidad.[9]

Hoy se habla de un tacto y de una percepción «hápticas» o «táctilo-kinestésicas», que difieren de la percepción cutánea. La percepción cutá-

---

9. Artículo: «Le toucher au cœur des soins», Société Française d'Accompagnement et de Soins Palliatifs (S.F.A.P.).

nea se realiza cuando la mano está inmóvil, mientras que **la percepción háptica resulta de un movimiento de la mano que explora,** entra en contacto con objetos y, gracias a las deformaciones mecánicas de su propia piel, sus fascias, sus músculos, sus tendones, sus ligamentos y sus articulaciones, da informaciones propioceptivas a propósito de aquello que toca. Se ha descubierto que el tacto háptico está presente ya en los muy pequeños en el momento del nacimiento, aunque sean prematuros. No solamente dotados de reflejos, tienen ya las competencias del tacto háptico, junto con su insaciable deseo de aprender.[10]

Hay diversas características en la manera de tocar. Lo que se percibe depende de los movimientos de exploración en los que uno se ha especializado en mayor o menor medida. De manera más común, se habla de seis procedimientos exploratorios principales, ya descritos en 1985 por las profesoras estadounidenses de psicología experimental Susan J. Lederman y Roberta L. Klatsky:[11]

— La textura mediante el movimiento lateral.
— La dureza mediante la presión.
— La temperatura mediante el contacto estático.
— El peso mediante el porteo.
— El volumen mediante el tacto envolvente de los bordes y de la forma global.
— La forma exacta mediante el seguimiento del contorno y de la forma global.

En el tacto de los profesionales de Rolfing, estas capacidades exploradoras son conjuntas y se van perfeccionando con el transcurso de los años.

El tacto háptico ayuda a descubrir las diferencias sutiles de los tejidos según sus lugares y dinámicas respectivos, al tiempo que obliga al especialista a distenderse, a situarse y a no fusionarse con su paciente.

---

10. *La main, le cerveau, le toucher,* de Édouard Gentaz, Édition Dunod. Édouard Gentaz es profesor de psicología y de desarrollo en la Universidad de Ginebra y Director de investigaciones en el CNRS. Trae a colación los trabajos de G. Revesz de 1934 y 1950, J. J. Gibson de 1966, A. Streri de 1993 y Y. Hatwell de 2003, a propósito del tacto y de la participación de los sentidos.
11. «Identifying objects by touch: an expert system», «There is more to touch than meets the eye: the salience of object attributes for haptics with and without vision», 1987; «Imagined haptic exploration in judgments of object properties», 1991.

Lo hace manteniendo viva su propia relación con la fuerza de la gravedad y, así, no se apoya sobre su paciente ni se aferra a él.

Para asegurar cierta neutralidad en las percepciones diagnósticas del
tacto, Peter Schwind habla **de la necesidad para el terapeuta de estar
en un estado ni demasiado pasivo ni demasiado activo,** y, en suma, que
estén activados los dos lados de su propio sistema nervioso autónomo, el
lado ergotrópico[12] y el lado trofotrópico,[13] sin que ninguno de los dos tenga primacía sobre el otro.

Como todos los terapeutas, los especialistas en Rolfing deben comprender sus propios *a priori* en el ejercicio del tacto y «dejarse tocar» por
aquello con lo que entran en contacto. **El tacto háptico le proporciona
al paciente el sentimiento de que por fin alguien le ha encontrado.**

El tacto de diagnóstico pasa por un tacto que sea acogedor

¿Cómo tener un tacto que recopile informaciones relativas a las tensiones membranarias de las fascias y que tenga sentido para nuestros pacientes? En efecto, éstos llegan con un problema del que sólo tienen una
comprensión parcial: muchas veces han pasado por varios terapeutas antes de nosotros, quizá hayan recibido un diagnóstico médico y el problema que los trae a nuestra consulta tiene ya toda una historia, a la que incluso a veces se le ha predicho determinado futuro.

El diagnóstico verbal, si bien a veces tranquiliza, sobre todo cuando la
persona se siente por fin escuchada y siente que se tiene en cuenta su
dificultad, puede producir también una extraordinaria ansiedad, sumien-
do a la persona en un estado que no siempre la condiciona a tomar sus
propias riendas de la manera adecuada, sobre todo cuando el diagnóstico
la cercena de sí misma porque le produce miedo.

Es importante ayudar a las personas que acuden a nosotros a reconstruir las condiciones que les permitan plantearse lo que están atravesan-
do, estando vinculadas consigo mismas, con todo su entendimiento y
todas sus sensaciones. **El tacto que prima es, pues, el que da tiempo,
atención y espacio,** y constituye una especie de espejo en el que al paciente le es posible asentar otra mirada sobre su situación, sin incomodidad y sin juicios.

---

12. Ergotropismo: estado de actividad y de gasto energético del organismo susceptible de
    responder a cambios de ritmo y a la urgencia.
13. Trofotropismo: estado de vigilia o de reposo durante el cual el organismo recupera su
    equilibrio.

La confianza y el hecho de dejarse llevar del paciente, que le permiten **conectarse con su propia vitalidad,** son lo que, a mi entender, inicia un tacto «diagnóstico»: **un tacto que tenga en cuenta los recursos del paciente, pero también sus frenos estructurales.**

Esta comunicación se opera entre dos. El Rolfer evalúa las capacidades del organismo de su paciente para revitalizarse y propone una estrategia que le permita reconectar con su potencia de regeneración. El paciente escucha sus sensaciones, percibe sus fascias a través de sus propios movimientos y de la presencia de las manos del especialista, a veces acompañada de indicaciones verbales.

Cuando los Rolfers trabajan con animales, caballos, gatos y perros, muchas veces refieren el hecho de que son los propios animales los que les indican el lugar que hay que tratar, a veces en un primer momento con timidez, pero después con más insistencia. De cierta manera, nuestros pacientes hacen lo mismo y nos indican, mediante su lenguaje corporal y sus palabras, aquello que aspira a encontrar una solución.

Es poco frecuente sentir que una persona realmente ya no tiene fuerza ni energía ninguna. En general, en cuanto colocamos las manos sobre su organismo, se dejan sentir toda clase de ritmos internos, así como una vitalidad casi siempre latente. Nos corresponde a nosotros estar a la escucha y dejarnos guiar por los tejidos hacia los lugares que bloquean el paso de los diferentes fluidos del organismo. Es algo así como si sumergiéramos las manos en un arroyo, sintiéramos su temperatura, su corriente, y luego recogiéramos con delicadeza las piedras que impiden pasar al agua, invitándolas a colocarse de otra manera. Llega un momento en el que se calman los saltos de agua y los remolinos. Se deja sentir una serenidad por el deslizamiento de las fascias y el paso de los fluidos del organismo, revelando que hay adecuación en el encaje de las articulaciones. En ese momento, sabemos que debemos detener nuestra intervención y dejar que el organismo encuentre su autorregulación sin añadirle nada.

Durante una sesión, **el diagnóstico y el tratamiento coinciden** y no implican forzosamente un juicio racional verbal, salvo si éste es necesario para el paciente, que necesita ser informado, tranquilizado o, en definitiva, educado.

El tacto diagnóstico del profesional del Rolfer no sustituye, para el paciente, la necesidad de tener que realizar pruebas médicas más avanzadas en caso de necesidad. Pero sí puede conducirle poco a poco a arrojar una mirada más matizada sobre las dificultades por las que está pasando y llevarle en volandas hacia el logro de una motivación que le encamine a desprenderse de aquello que le pesa, simplemente porque se siente conectado consigo mismo y más apto para interactuar con su contexto.

Un tacto ético

Hija de profesores en el Instituto de Rolfing de Estados Unidos, Lael Keen enseña Rolfing y Rolfing® Mouvement en Brasil, en Estados Unidos y en Europa. Es también formadora en Somatic Experiencing,[14] profesora de aikido y arteterapeuta. En 1999, escribe un artículo que titula «La ética del tacto».[15] En este artículo, resalta **la capacidad y el conocimiento instintivo del organismo para autosanarse,** previamente a toda visión, manera de proceder y pretensión por parte del terapeuta de saber qué necesita un paciente.

Dentro de esta misma perspectiva, considera al paciente como un misterio que no puede ser objetivado por el terapeuta. **El tacto terapéutico se convierte entonces en un diálogo y no en un monólogo del terapeuta, que así no tiene el poder de cambiar a la persona.** Al no ser el salvador, el especialista en Rolfing se queda, así, en una persona que ayuda, sin ideas preconcebidas, pero a la escucha y a la expectativa de que los pacientes le inviten a abrir las puertas de su transformación, paso a paso, sin violación.

Tacto y traumas

Lael Keen sostiene que **uno de los fundamentos éticos vinculados con el tacto es el respeto de los límites de los pacientes,** y que el objeto de esos límites suele estar mezclado con el de sus traumas. Se refiere al concepto de trauma como algo que habla de un acontecimiento abrumador de la vida que nuestro sistema nervioso, momentáneamente, no llega a regular. Esta no-resolución lleva a la persona a estar en un estado de hipervigilancia, en particular en las situaciones que le recuerdan el trauma. No siempre es el cuerpo en su conjunto el que refleja este estado, sino algunas de sus zonas, identificables por medio de la textura de los tejidos,

---

14. El Somatic Experiencing fue fundado a finales de la década de 1980 por Peter Levine, doctor, practicante de Rolfing, psicólogo y biólogo estadounidense, que preconiza la resolución de los impactos y traumas mediante una regulación del sistema nervioso autónomo.

15. «The Ethic softouch», publicado en la Revista *Rolf Lines* del Instituto de Rolfing, en primavera de 1999.

a veces fláccidos e hipotónicos o, por el contrario, inflexibles e hipertónicos. Los traumas establecen un cambio de nuestras fronteras corporales y psíquicas: **las membranas naturales permeables de nuestra piel física y simbólica ya no están presentes de la misma manera y forman una oquedad abierta en la percepción que tenemos de nuestra integridad.**

«Si bien algunos reaccionan a los traumas erigiendo fronteras más bien rígidas y se prohíben estar en un estado de vulnerabilidad, de tal modo que la vida y los demás ya no puedan tocarlos, a otros les cuesta trabajo controlar quién o qué puede entrar dentro de sus fronteras físicas y psíquicas, que se han vuelto borrosas y difusas. En un nivel fisiológico puramente instintivo, nuestras capacidades de supervivencia sufren una solicitación superlativa y enturbian nuestros sentires en cualquier tipo de situación, lo que acarrea muchos dolores emocionales».

Lael Keen explica que también nosotros, los practicantes de Rolfing, con nuestro tacto, pero asimismo según nuestra intencionalidad, podemos no ser conscientes de que estamos despertando antiguos traumas y suscitar con ello una retracción del paciente al interior de sí mismo, traumatizándolo quizá más.

No obstante, si respetamos el «no» expresado por la expresión facial del paciente o si aprendemos a leer las señales que nos da su sistema nervioso[16] y que muestran que está hiperactivado, podemos evitar que se disocie de su organismo. También puede informarnos de la textura del tejido que se pone rígido o parece fláccido, como si la persona se hubiera ausentado de él.

Estas señales pueden surgir durante la propia sesión y de manera inesperada si no estamos formados para reconocerlas. En esos momentos incómodos es en los que es importante conversar, acompañar a la persona y ayudarla a reintegrar su cuerpo, paso a paso, con las manos y las palabras adecuadas. Así, se operará el proceso gradual y natural de equilibrado a través de su sistema nervioso. De momento, es imperativo reducir la velocidad, incluso dejar de tocar a la persona, hasta que su sistema nervioso dé señales de descanso y de autorregulación.

Cuando percibimos la presencia de un trauma, el tacto tiene que cambiar de manera radical. Peter Levine habla de **un tacto que respete el límite expresado por la piel, en el cual no aventuramos su intenciona-**

---

16. Las señales pueden ser, por ejemplo, la dilatación de las pupilas, la aceleración de la respiración, el hecho de comenzar a transpirar, el rubor del rostro, la aparición de temblores sutiles o el descenso de la temperatura.

lidad. Colocando las manos en superficie, volvemos a poner el límite a un continente y le dejamos al paciente el tiempo de reconocer ese límite, para poder, a continuación, si fuera necesario, volcarnos en el espacio interior, y más tarde exterior, de su organismo, con el fin de recuperar sus percepciones internas y espaciales. Es un tacto más bien envolvente. Si el sistema nervioso de la persona interpreta la situación como bastante segura, se relajará y recuperará poco a poco un equilibrio de alternancia entre el estado de vigilancia de su sistema simpático y el estado de relajación y descanso de su sistema parasimpático.

Por supuesto, es preferible que nos demos cuenta mucho antes de tocar a la persona de si su sistema nervioso está hiper o hipoactivado. Esto lo aprendemos con la experiencia, si tenemos este tipo de sensibilidad o también gracias a una formación en este ámbito, precisamente con Somatic Experiencing.

Según el estado de la persona, trabajamos de maneras diferentes: la estimulamos para que se mueva si es hipoactiva, o la ayudamos a asentarse y a relajarse si es hiperactiva. Una vez que comprendemos lo que está en juego para ella, es posible todo un espectro de modos de tocar y de estrategias.

Tacto y dolor

El dolor que los pacientes sienten durante el tratamiento también es señal de un límite que hay que respetar. Lael Keen afirma que **el dolor es la manera en que el cuerpo procede para decir que vamos demasiado rápido, que la intervención es demasiado profunda o que es demasiado pronto para intervenir.** Tanto si el dolor lo ha despertado el propio tacto como si ya estaba presente antes, requiere atención y un cambio de estrategia. Así es como se puede transformar y abordarse con la participación y la comunicación verbal de los pacientes.

No obstante, a veces hay **dolores que consuelan,** porque el paciente tiene la impresión de que por fin están tratando ese lugar que lleva tiempo emitiendo llamadas. Ahí, una vez más, lo que se impone no es ni el ensañamiento ni la repetición de una presión, sino el hecho de conectar un dolor de hipertensión local con zonas hipotensivas y recuperar un movimiento que pone en marcha los deslizamientos respectivos de las fascias y su justo reparto, así como la expansión del organismo en general.

Lael Keen añade que la posición del paciente, en ropa interior y tumbado, frente al terapeuta, de pie y vestido, no siempre facilita la resolución de los traumas. Por eso, un especialista debe poder evaluar la disposición en la que está su paciente para seguir un tratamiento, y adaptar sus estrategias. Las sesiones de grupo de Rolfing® Mouvement, que se realizan vestidos y requieren una participación más activa del paciente, a veces pueden ser más adaptadas y menos invasivas, por supuesto siempre que el paciente esté abierto a trabajar en grupo.

El tacto articulado del trabajo funcional

Hemos hablado de un tacto háptico que explora, de un tacto diagnóstico que acoge, de un tacto que envuelve y forma una frontera, de un tacto tridimensional que tiene en cuenta el continente y el contenido, de un tacto estático que escucha, de un tacto que se desliza con lentitud y de un tacto compresivo que después suelta las articulaciones y les da nuevos apoyos.

Cuando a una persona, sentada o de pie, se la induce a hacer un movimiento, el especialista en su tacto necesitará sus dos manos con una intención diferente en cada una: una indicándole a la persona dónde puede apoyar su peso, para encontrar la seguridad de lo que está por debajo de ella, el sustrato, y la otra ayudándola a orientarse en el espacio proyectado.

Aquí, una mano indica dónde se encuentra el isquion derecho, mientras que la otra invita al alargamiento del brazo derecho, de manera que conduce a una coordinación fluida de expansión de todo el lado derecho.

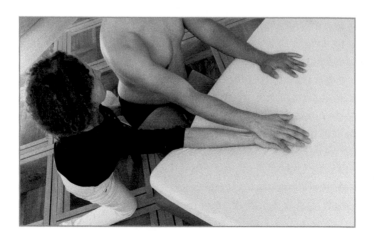

Si la percepción que tiene el paciente del espacio o del suelo es borrosa, está obstruida o parece inaccesible, su gesto queda frenado por una especie de inhibición que le impide desplegarse. Con el fin de ayudarle a experimentar cierta seguridad y a contactar con un potencial de acción hasta ese momento inexplorado o subestimado, el *setting* del movimiento hace que éste sea apetecible, despierta la propiocepción, ayuda a relajar el peso del cuerpo y sostiene la continuidad del movimiento en su conjunto.

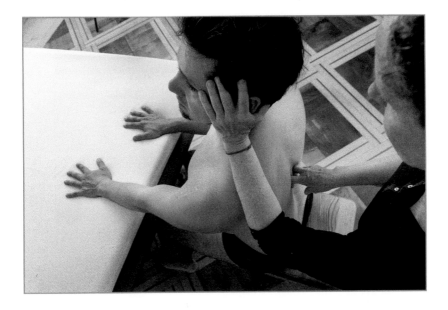

Aquí, se invita al paciente a abrir el espacio de su cabeza, a la izquierda, con un tacto envolvente, y a acompañar este movimiento con una torsión de la columna vertebral, que, por lo general, se encasquilla en un movimiento de flexión. El tacto de la mano a ambos lados de la columna es bastante firme.

El tacto puede cartografiar una parte del cuerpo no percibida, orientar el gesto hacia una dirección nada habitual o que faltaba, estimular una dinámica, e incluso a veces proponer un tope fuerte o un contraapoyo, lo que lleva a la persona a experimentar la capacidad que tiene para efectuar un gesto con fuerza.

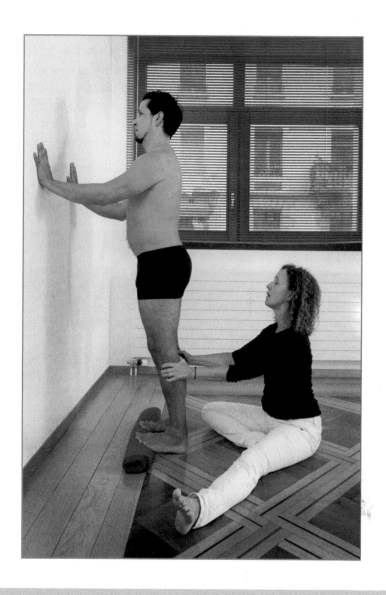

Aquí, el tacto no sólo diferencia las fascias de los músculos peronéos, sino que también da una dirección hacia el suelo y hacia atrás, mientras que el paciente flexiona las rodillas y se pone de pie.

Aquí, se le pide al paciente que empuje el suelo con su pie izquierdo para permitir un balanceo sobre su cadera derecha, desatornillando el movimiento de inversión y de eversión del pie, del astrágalo y de la tibia-peroné.

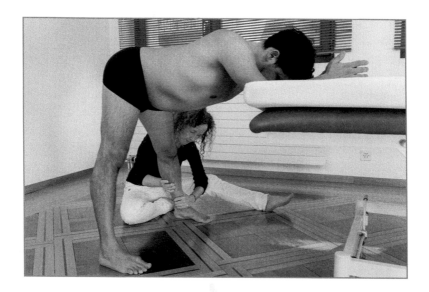

Este tacto evoca un cambio de tono y una nueva calidad de movimiento, lo que le permite al organismo estar a la vez alerta y descansado, dispuesto para adaptarse a cualquier circunstancia circundante.

Una persona en movimiento tiene que poder encontrar un equilibrio máximo dentro de un desequilibrio constante.

Habrá que encontrar, entonces, aquello que inhibe su gesto, y después, con habilidad, desinhibir esa contención mediante el juego o incitándola a redescubrir ciertos movimientos clave. Esto es lo que exploramos con Rolfing® Mouvement.

Rolfing y fasciaterapia

Me han hecho muchas veces la pregunta de qué es lo que marca la diferencia entre el enfoque de Rolfing y el de la fasciaterapia, más extendida entre los países francófonos. Esto es lo que yo alcanzo a comprender del tema.

A través de cuatro herramientas, Danis Bois[17] dirige su atención hacia el acercamiento sensible al cuerpo, que es, a la vez, la herramienta y el terreno de la expresividad de lo que él denomina «lo sensible»: mediante el tacto y la relación, mediante la introspección sensorial, mediante una conversación de palabra cuya mediación es corporal y a través de una gimnasia sensorial. Psicopedagogo sin par, su acercamiento educativo al tacto y al movimiento respeta el movimiento inherente y natural de las fascias.

Yo me quedo pasmada ante el trabajo que ha realizado Danis Bois para nombrar y describir las variaciones e intenciones del tacto en la relación del terapeuta y de su paciente, así como los movimientos que aborda, trayendo sensorialidad y revelación.

Pienso que el modo de tocar de Rolfing es, en general, más incisivo que el de la fasciaterapia. Por eso, hasta donde yo conozco, la fuerza de gravedad y su integración en el uso del cuerpo y del movimiento no son el objeto de las investigaciones de Danis Bois. No obstante, estos dos enfoques son complementarios.

Gracia y tono homogéneo

Si, dentro del propio organismo, la fuerza de la gravedad no se encuentra de manera sistemática con un obstáculo, es porque sus diferentes partes han hallado **un alineamiento dinámico tridimensional,** que permite, a la vez, su aceleración descendente terrestre, recibida por el suelo y rebotada directamente hacia el cielo, y su aceleración heliotrópica, motivada por la apertura al entorno, a la luz, que da la impresión de que nos llevan en volandas.

Ida Rolf afirmaba que «la gracia y el tono homogéneo de los tejidos manifiestan la integración», detectada por el aspecto sedoso que manifiesta la piel, que se ve y se siente al tacto.[18]

Los Rolfers, así como todos aquellos que han disfrutado de una experiencia fuerte a través de él, tienen incorporada la comprensión de esta frase de Ida Rolf, que considera que «la entropía no existe en un campo

17. Danis Bois, nacido en 1949, es el fundador de la fasciaterapia, cuya acción del tacto manual se orienta hacia la normalización de los desequilibrios tisulares y articulares, tomando apoyo en una reeducación sensorial y una concordancia somato-psíquica.
18. «Grace and homogeneous tonus of tissues manifest integration», Ida P. Rolf, *Rolfing and Physical Reality*, reimpreso por Healing Arts Press, Rochester, VT, 1990.

gravitatorio»,[19] así como de la que estipula «que un ser humano es un campo en expansión en el espacio».[20]

En estas dos frases se encuentra la expresión de un momento de eternidad y la promesa de una potencialidad por fin expresada e incorporada gracias al tacto.

Habrá quien pueda ver en ellas la expresión de un deseo de poder o de trascendencia. Yo pienso que es, ante todo, la experiencia de una simple sensación de aligeramiento y de potencial recuperado, de una coordinación magníficamente ajustada, de un momento de gracia que todo bailarín, actor, músico, investigador y común de los mortales tiene la fortuna de experimentar al menos una vez en su vida y cuya experiencia anhela reiterar.

---

19. «Entropy does not exist in a gravitational field», Ibídem.
20. «A man is a field that's extensive in space», Ibídem.

Fascia, Ciencias y Rolfing®, Integración Estructural

●●●●●●●●●●●●●●●

Preámbulo

En el transcurso de las investigaciones efectuadas en el ámbito médico, el término «fascia» ha ido evolucionando, pasando de «las fascias» (*fasciae* en latín) a «la fascia» y después al «sistema de las fascias». Ésta es la razón por la que el término «fascia» puede emplearse a veces en singular y en otras ocasiones en plural. La investigación sobre la fascia es relativamente reciente, y sería una lástima no hablar de ella, dado que está en pleno auge. La fascia es ahora uno de los constituyentes de nuestro organismo más de moda, y lo que seduce es que el sistema que la compone pone en relación el organismo en su conjunto.

Sea cual sea la fascinación que procura la investigación sobre la fascia, una vez más, sigue siendo importante no objetivar la experiencia que se podría vivir a través del Rolfing o de cualquier otro método que trabaje con el sistema de las fascias: algunos de ellos proponen instrumentalizar las fascias y, a través de eso mismo, instrumentalizarnos a nosotros. De todo tiene que haber. Tal como yo comprendo el trabajo transmitido por Ida Rolf, el interés que tiene trabajar con las fascias es el de facilitar la actividad de los diferentes sistemas que nos constituyen y ponernos en contacto con la realidad del aquí y el ahora, gracias a la experiencia y al apoyo posibles de un ajuste fluido entre carne y fuerza de la gravedad.

Primeras investigaciones

Hasta la segunda mitad del siglo xx, las fascias son consideradas un envoltorio pasivo carente de interés y cuidadosamente retirado por la mayoría de los anatomistas durante las disecciones. La mayoría de las veces no aparecen en los atlas de anatomía.

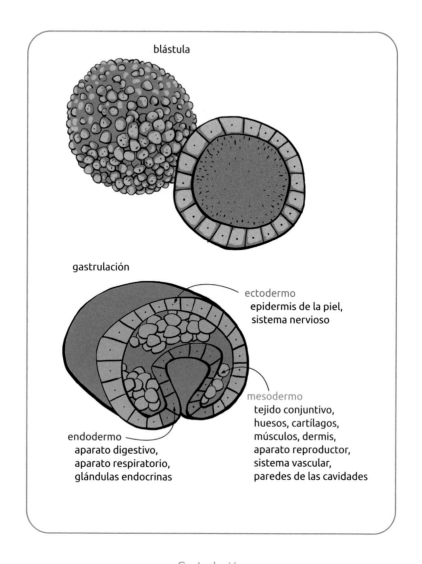

blástula

gastrulación

ectodermo
epidermis de la piel,
sistema nervioso

mesodermo
tejido conjuntivo,
huesos, cartílagos,
músculos, dermis,
aparato reproductor,
sistema vascular,
paredes de las cavidades

endodermo
aparato digestivo,
aparato respiratorio,
glándulas endocrinas

Gastrulación

Si bien se le atribuyen a la Universidad Rutgers, de Nueva Jersey, las primeras investigaciones anatómicas realizadas sobre las fascias por el pionero John Godman en 1824,[1] es a Andrew Taylor Still, el fundador de

1. «Description of various fasciae of the human body». www.bodyworkmovementthera-pies.com/article/S1360-8592%2813%2900082-X/pdf

la osteopatía[2] (que se considera «un mecánico de la anatomía»), a quien le debemos los primeros conceptos sobre las fascias, hacia 1899. Les atribuye una terminología propia y habla del origen embriológico de las fascias, el mesodermo.

Antes se creía que con dos o tres semanas de edad el embrión se parecía a una bola hueca formada por células, llamada blástula, y que ésta empezaba a estructurarse replegándose sobre sí misma, formando tres capas (que se podían identificar como distintas en el momento de la gastrulación, la segunda fase del desarrollo embrionario), denominadas: **ectodermo,** que posteriormente formará la epidermis y el sistema nervioso, **endodermo,** que más tarde constituirá el aparato digestivo, el aparato respiratorio y las glándulas endocrinas, y **mesodermo,** que dará origen al tejido conjuntivo, a los huesos, al cartílago, a los músculos, a la dermis, al aparato reproductor, al sistema vascular y a las membranas celulares.

No obstante, más adelante se demostró, según las investigaciones realizadas por el anatomista y embriólogo alemán Erich Blechschmidt (1904-1992), «el científico enamorado del embrión», que el proceso de gastrulación representado aquí no se produce en el ser humano, sino en los anfibios.[3]

---

2. A. T. Still abre en 1892 su escuela de osteopatía y publica *Filosofía de la osteopatía* en 1899.

3. Toda disciplina científica exige un marco filosófico sobre el que podamos reunir sus múltiples datos. Para el estudio de la ontología humana (el desarrollo del individuo), el marco más comúnmente aceptado es la biología molecular. Este tipo de biología se refiere sobre todo a lo que ocurre en el plano molecular y, para comprender el desarrollo humano, con demasiada frecuencia se desprenden los resultados de experimentos realizados sobre los animales, que no suelen testarse en los humanos. El estudiante de la ontogénesis humana necesita informaciones comprensibles en lo que respecta al desarrollo de las células, de los órganos y de otras estructuras supramoleculares propias del hombre. En esta búsqueda, la biología molecular deja sin respuesta la cuestión de saber cómo aparece la forma en el curso del desarrollo embrionario, y apenas ofrece más informaciones que aquellas necesarias para la comprensión de la estructura, ligadas a las condiciones químicas. En el transcurso de la ontogénesis, los cambios en la forma externa del embrión reflejan el desarrollo posicional de nuevos órganos, y aparecen diferentes estructuras en función de los continuos cambios producidos en la posición y la forma. Aunque la embriología biomecánica se remonte al siglo XIX, recibió un gran estímulo a través de la interpretación biodinámica de los embriones humanos en crecimiento, realizada por el anatomista y embriólogo alemán Erich Blechschmidt (1904-1992). Brian Freeman, doctor, en el prefacio de Erich Blechschmidt (2004), *The Ontogenetic Basis of Human Anatomy,* North Atlantic Books. Se trata de un enfoque biodinámico del desarrollo desde la concepción hasta el nacimiento.

Un avance en embriología

La investigación de Blechschmidt, que compiló una colección de unos 200 000 cortes seriales de embriones de diferentes edades, es única en cuanto se concentra en las pruebas presentadas por el propio embrión humano.

Sus constantes investigaciones han llevado a la gente a considerar el desarrollo humano precoz de una manera totalmente nueva, obligándonos a pensar otra vez en las interpretaciones más antiguas, basadas sobre todo en estudios filogenéticos o de biología molecular.

A partir de las primeras funciones de crecimiento del embrión, es posible ver cómo van apareciendo las funciones del adulto de manera natural y coherente.

Aquí, con una visión más detallada de la relación ectodermo, endodermo y mesodermo en un lugar dado, la embriología bioquímica de Blechschmidt muestra que existe una proyección o una extensión del endodermo en el tejido interno situado bajo la cúpula de expansión del disco del endocisto, llamado proceso axial.[4]

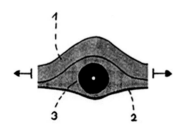

Véase el proceso axial en corte transversal:

1. **Ectodermo**
2. **Endodermo**
3. **Mesodermo**

Círculo negro: notocorda (columna de células procedentes del proceso axial, que se convertirá en la columna vertebral).

Flechas: dinámica de crecimiento lateral.

Es importante comprender que, desde el punto de vista biodinámico defendido por Blechschmidt, la respuesta del organismo a su entorno interior y exterior, en cada momento del desarrollo y en cada etapa de la vida, es la mejor respuesta posible. Konrad Obermeier, practicante de

---

4. Disco del endocisto: disco germinativo humano que está dentro del endocisto (el endoblasto de dos cámaras, que es el tejido limitante interno del *conceptus* o producto de la fecundación).

Rolfing y profesor de anatomía alemán en el Instituto Europeo de Ida Rolf, continúa poniendo los estudios y el material de Blechschmidt a disposición del público. Edita los escritos originales de Blechschmidt, señalando que «el embrión humano desarrolla todas sus estructuras y todos sus tejidos a partir de una única célula, el óvulo fecundado».

Afirma que, en general, una célula se describe por tres aspectos: el núcleo celular con su ADN (en el ámbito de la genética), la superficie membranaria (en el ámbito de la fisiología) y el citoplasma, la parte interna de la célula (en el ámbito de la microbiología). Nos dice que «podemos comprender el citoplasma (el contenido de la célula) como un campo relacional entre la estabilidad molecular (genética) del núcleo y el potencial adaptativo de la membrana (fisiología)».[5]

Por eso, según Obermeier, la descripción de la célula tal como la solemos representar es incompleta, porque ésta está necesariamente integrada en el contexto más amplio de su entorno inmediato. Así, la célula se convierte en relacional y reacciona a las «informaciones» procedentes de un campo epigenético y del entorno. En este sentido, afirma, «el entorno se convierte en un aspecto integrado de la célula».

El entorno proporciona «información» y, por consiguiente,
es una parte integrada de la célula.

El flujo circular de la información biológica es
una de las reglas de organización en biología.

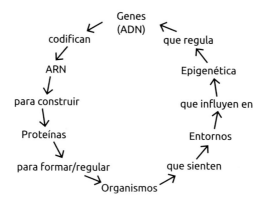

---

5. Comunicación personal.

Obermeier afirma que, durante el desarrollo del embrión, las células en proliferación se encuentran en posiciones de constante evolución en relación con su entorno.

Si comprendemos el entorno como una «pregunta», la membrana celular tiene el potencial de adaptarse a ella y conectarla con el núcleo por intermediación del citoplasma (es decir, desde el exterior hacia el interior).

El modelo biodinámico sugiere que lo que es verdad para una célula también lo es para grupos de células, tejidos, órganos y para el organismo entero.

Este modelo implica, pues, que cuando las células son confrontadas con un campo de *tensión* en el entorno, pueden responder a esta «pregunta» de diferentes maneras que dependen de las circunstancias locales.

Un tipo de respuesta a la *tensión* implica la expresión de genes para producir las moléculas de actina y de miosina, que le permiten a la célula contraerse en respuesta a la *tensión* inicial. De esta manera, un músculo puede considerarse un campo de fuerza de tensión «dilatadora».

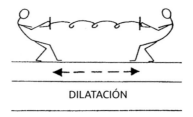

DILATACIÓN

Otro tipo de respuesta en un entorno local ligeramente diferente pondría en marcha la expresión de genes para producir fibras de colágeno (que dieran resistencia al estiramiento) y los externalizaría para contar de manera pasiva la *tensión* inicial estabilizando el entorno inmediato de la célula. El modelo biodinámico describe los campos de fuerza de este tipo como «de retención».

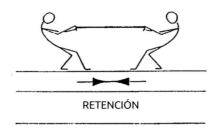

RETENCIÓN

Estas fibras de colágeno exteriorizadas (características de las fascias) se presentan en numerosas formas que reflejan con minuciosidad la «pregunta» inicial y muy específica a la que llamamos *tensión.* La fascia y todos los tipos de tejidos conjuntivos emparentados con ella que tratan fuerzas de tensión pueden ser comprendidos de esta manera. Tanto si se trata de ligamentos, de tendones o de un septo intermuscular, las diferentes cualidades de toda estructura de tensión nacen íntimamente de la arquitectura específica de su movimiento de desarrollo.

Definiciones de las fascias

Ida Rolf habla de las fascias como de un **«órgano postural»,** debido a su adaptabilidad y, según su experiencia, a su cualidad de modelables.

En 1987, Francisco Varela y Sami Frenk, investigador y Rolfer, respectivamente, y ambos chilenos, definen las fascias como **«el órgano de la forma».**[6]

Mucho más tarde, Robert Schleip, una de las figuras capitales de la investigación actual sobre las fascias, habla de la fascia como «de un **órgano sensorial**».[7] Se constata, así, que la definición de la fascia depende de quién se interese por ella, en qué época y con qué fines.

El alemán Robert Schleip es psicólogo, especialista en biología humana y Rolfer desde 1978. Profesor de anatomía y docente de Rolfing® Integración Estructural en el Instituto de Rolfing, así como especialista en el método Feldenkrais, ahora se dedica a la investigación sobre las fascias.

Desde 2008, es director de investigación en el Fascia Research Project, en la Universidad de Ulm y en la Universidad Técnica de Múnich, Alemania. Ha sido galardonado con el premio Vladimir Janda, junto con el Dr. Werner Klinger, por los trabajos de ambos que demuestran la presencia regular de miofibroblastos[8] en las fascias humanas. Es también director de investigación en la Asociación europea de Rolfing, vicepresidente de

---

6. *Journal of Social and Biological Structures*, 1987, págs. 73-83: «The organ of form: towards a theory of biological shape», Francisco J. Varela y Sami Frenk.
7. «Fascia as a sensory organ, a target of myofascial manipulation», Robert Schleip, capítulo de un libro de Eric Dalton: *Dynamic Body, Exploring Form, Exploring Functions,* publicado por el Freedom from Pain Institute, 2012.
8. Los miofibroblastos son células del mesénquima, estructura fibrosa que contiene, asimismo, moléculas de actina y de miosina, como ocurre en las células musculares.

la Fundación de investigación Ida P. Rolf y director fundador de la Sociedad de investigación sobre las fascias.

El estadounidense Thomas Findley era matemático, profesor y doctor en MFR (Medicina Física y de Readaptación) e investigador en el ámbito de la medicina integrativa. Director de investigación de 1988 a 1996 en el Instituto de rehabilitación Kessler, prosiguió sus investigaciones en la Universidad de Rutgers, Nueva Jersey. Se convirtió en Rolfer y empezó a centrar sus investigaciones en la fascia y su matriz extracelular, así como en el papel de éstas en las terapias manuales, en especial para el tratamiento del cáncer. Posteriormente, compartió su actividad de práctica de Rolfing con la investigación.

Eric Jacobson es un especialista en Rolfing estadounidense, formado en 1974 por Ida Rolf. Es investigador, así como conferenciante de salud global y medicina social en la escuela de Medicina de Harvard.

Juntos, Robert Schleip, Thomas Findley y Eric Jacobson organizan, con la ayuda de otros expertos, el primer congreso internacional sobre la fascia en 2007, celebrado en el Centro de conferencias de la Escuela médica de Harvard en Boston. En él se reúnen clínicos e investigadores que trabajan con la fascia.

Ésta es la definición de fascia que proponen Robert Schleip y Thomas Findley en 2007: «La fascia es el componente de los tejidos blandos del sistema de los tejidos conjuntivos. Interpenetra el cuerpo humano y forma una matriz tridimensional de sostén estructural. Lo envuelve todo, órganos, músculos, huesos y fibras nerviosas, creando un entorno único para el funcionamiento de los diversos sistemas del cuerpo».

A esto añaden: «El alcance de nuestra definición y nuestro interés por la fascia se extienden a todos los tejidos conjuntivos fibrosos que incluyen las aponeurosis (o membranas fibrosas que envuelven músculos, tendones, retináculos,[9] cápsulas articulares, órganos y vainas de los vasos)».

Cada dos o tres años se celebra un congreso internacional sobre las fascias, cada vez en una ciudad diferente. Innumerables investigadores y clínicos contribuyen al avance de las investigaciones sobre las fascias. Después, estas se publican en la reseña de cada uno de estos congresos.[10]

---

9. Retináculos: estructuras fibrosas que mantienen los tendones pegados al hueso.
10. Cf. Fascia Research Congress/Fascia Research Society, en la página web: https://fascia-researchsociety.org/fascia-research-congress

Robert Schleip, Carla Stecco, Mark Driscoll[11] y Peter A. Huijing[12] han colaborado asimismo en un libro sobre la fascia, *Fascia, la red tensional del cuerpo humano.*[13]

Carla Stecco, cirujana ortopedista italiana, profesora de anatomía y de ciencia del movimiento en la Universidad de Padua, asimismo investigadora sobre la fascia,[14] crea por primera vez un atlas funcional de anatomía de la fascia.[15]

Si nos interesamos por la perspectiva histológica o morfológica y estructural de la fascia, su definición es bastante sucinta. Así, según la Federación internacional de las asociaciones de anatomistas responsables de la terminología anatómica, se decidió, en 2015, adoptar la siguiente definición de Carla Stecco y sus colegas: «La fascia es la vaina, la lámina o un número cualquiera de otros agregados diseccionables de tejido conjuntivo, que se forman bajo la piel y vinculan, juntan y separan los músculos y los diferentes órganos internos».

Si nos interesamos igualmente por el aspecto funcional y sensorial de la fascia, esta definición está incompleta. En 2016, se forma un comité para encontrar una definición más convincente para los clínicos y para el público que se interesa por esto.[16]

Esta vez se habla más bien de una red o de un sistema de las fascias: **«El sistema de las fascias consiste en un continuum tridimensional blando de tejido conjuntivo laxo y denso, del interior del cuerpo, que contiene colágeno.**[17] Incorpora los elementos tales como el tejido adipo-

11. Mark Driscoll es investigador biomecánico en la McGil University en Montreal, Canadá.

12. Peter A. Huijing es profesor emérito de biomecánica, fisiología y kinesiología en Ámsterdam.

13. Schleip, R.; Stecco, C.; Driscoll, M.; Huijing, P. A., *The Tensional Network of the Human Body,* en Ediciones Churchill Livingston Elsevier, 2.ª edición, 2022.

14. Véanse los trabajos de investigaciones de Carla Stecco en: Centre for Mechanics of Biological Material, Universidad de Padua.

15. *The Functional Atlas of the Human Fascial System,* Edición Churchill Livingston Elsevier, 2015.

16. «Defining the fascial system». Fascia science and clinical applications: Fascia Nomenclature sub-committee report, Sue Adstrum, Gil Hedley, Robert Schleip, Carla Stecco, Can A. Yucesoy.

17. El colágeno es una estructura fibrosa que resiste al estiramiento, la más abundante de las proteínas que tenemos en el organismo. Existen unas quince moléculas de colágeno diferentes que se sitúan en diversas partes del organismo. Los colágenos de tipo I, II y III son los que más encontramos en el tejido conjuntivo y el colágeno de tipo I es el más abundante. Lo hallamos en la piel, los huesos, los tendones y los ligamentos, así como en la fascia propiamente dicha. El colágeno de tipo II es más fino y lo encontramos en el

so, las vainas neurovasculares y adventicias, las aponeurosis, las fascias superficiales y profundas, el tubo neural,[18] las cápsulas articulares, los ligamentos, las membranas, las meninges, las expansiones miofasciales, el periostio,[19] los retináculos, los tendones, las fascias viscerales y todos los tejidos conjuntivos intra e intermusculares, incluyendo el endomisio, el perimisio y el epimisio. El sistema de las fascias interpenetra y rodea todos los órganos, músculos, huesos y fibras nerviosas, dotando al cuerpo de una estructura funcional que confiere un entorno que permite a los diferentes sistemas del organismo operar de manera integrativa».

Fino o grueso, transparente u opaco, microscópico o más tosco, el sistema de las fascias forma tubuladuras de todos los tamaños que se ensamblan unas con otras.

La función primaria del sistema de las fascias, lejos de ser pasiva, consiste en envolver, sostener, delimitar y conectar diferentes estructuras, hasta el punto de que, al producirse una actividad muscular, en general en torno a un 30 % de la fuerza muscular de un músculo no se transmite hacia la inserción tendinosa de ese mismo músculo, sino que se dispersa lateralmente a lo largo de las fascias extramusculares hacia otros músculos, dado que todo está interconectado.

La parte que sigue es bastante detallada y, para aquel o aquella que no se interese por la composición de la fascia y de los tejidos conjuntivos, puede parecer complicada. No obstante, es un campo de descubrimiento en plena expansión que merece el desvío. Dicho esto, el lector puede dirigirse al apartado donde se trata de la función de las fascias.

Varios tipos de fascias

Se describen varios tipos de fascias: **la fascia superficial, la fascia profunda, la fascia interna, la fascia visceral y la fascia meníngea.**

---

cartílago y los discos intervertebrales. El colágeno de tipo III se halla en la piel, el periostio, el tejido de los músculos lisos, las arterias, los órganos y las células de Schwann.
18. El tubo neural es el tejido conjuntivo que envuelve los nervios.
19. El periostio es el tejido conjuntivo que forma el contorno del hueso.

- **La fascia superficial** es el tejido subcutáneo que constituye la capa profunda de la piel: la dermis, bajo la epidermis, así como la hipodermis, bajo la dermis. El tejido conjuntivo que constituye la hipodermis es un tejido conectivo laxo o areolar,[20] menos denso y, por consiguiente, menos fibroso. La fascia superficial es una de las más sensibles al cambio, la más propioceptiva de todas las fascias, hasta el punto de que cabe preguntarse si una parte de la dermis no procedería de la lámina embrionaria del ectodermo, ¡más que de la del mesodermo!

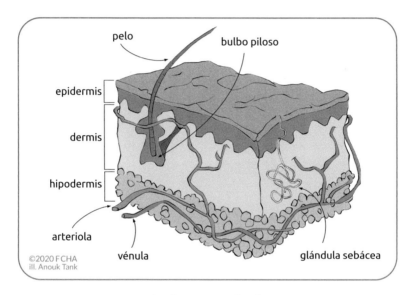

La fascia superficial

- **La fascia profunda** es aquella sobre la que reposa la fascia superficial. Llamada también aponeurosis, separa los tejidos subcutáneos de los músculos y envuelve las fibrillas más pequeñas de los músculos, las fibras musculares, los haces de las fibras musculares, los músculos y los grupos musculares:

  • Damos el nombre de epimisio a la membrana que recubre todos los músculos en continuidad con sus tendones, arterias y venas, que, a

---

20. El tejido conjuntivo laxo o areolar es un tejido elástico compuesto de colágeno y de fibras reticuladas: fibras conjuntivas finas.

su vez, tienen su propio envoltorio de tejido conjuntivo y de tubo neural, que es el nombre del que recubre los nervios.

- Se llama perimisio a la vaina conectiva que separa diferentes haces de los músculos estriados, constituida por tejido conjuntivo denso.
- Se llama endomisio a la vaina conectiva que envuelve cada una de las fibras estriadas, constituida por tejido conjuntivo laxo reticular.[21]

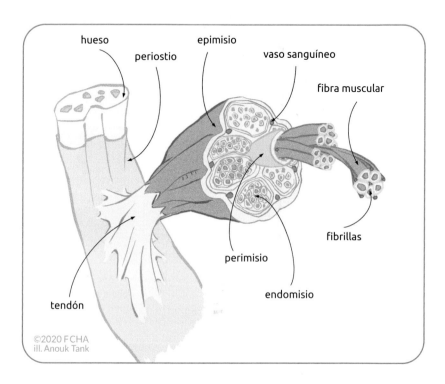

La fascia profunda

La fascia profunda forma también los tendones, así como los retináculos, es decir, las pequeñas tiras fibrosas que tenemos, por ejemplo, alrededor de las muñecas, de los tobillos y de las rodillas.

Constituye también los ligamentos, esos haces de fibras que unen las diferentes partes de una articulación o de un órgano.

---

21. Reticular: en malla o en red.

Forma asimismo los septos: los tabiques que separan los músculos y los insertan en el hueso, en el lugar por el que pasan los nervios, las venas y las arterias.

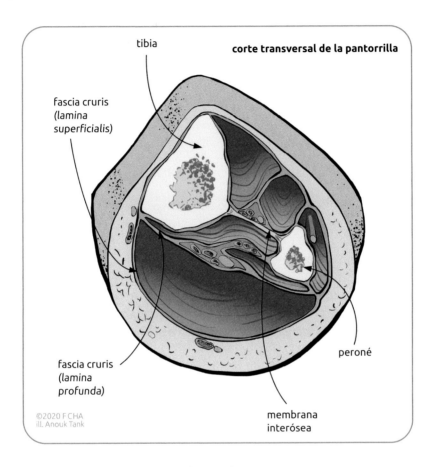

tibia

corte transversal de la pantorrilla

fascia cruris
(lamina
superficialis)

peroné

fascia cruris
(lamina
profunda)

membrana
interósea

©2020 F CHA
ill. Anouk Tank

Los septos

En resumen, la fascia profunda forma las aponeurosis, los tendones, los ligamentos, el periostio,[22] las meninges, las venas, las arterias y los capilares. Es un tejido conjuntivo laxo o denso y, según los sitios, es más o menos fibroso.

---

22. El periostio está formado por fascia densa alrededor de los huesos.

- Las **fascias meníngeas** envuelven el sistema nervioso: médula espinal, nervios y cerebro.
- Las **fascias viscerales** forman el contorno de ciertos órganos. Están constituidas por un tejido conjuntivo denso o laxo.
- Las **fascias internas** separan los espacios que hay entre diferentes órganos. Están constituidas por un tejido conjuntivo laxo o areolar.

Para poder comprender la importancia de los descubrimientos que se multiplican en lo relativo a la fascia, volvamos sobre lo que es un tejido conjuntivo.

Tejidos conjuntivos

La fascia está constituida por tejido conjuntivo, que es uno de nuestros cuatro tejidos biológicos, junto con el epitelio,[23] el tejido muscular y el tejido nervioso.

Cuando hablamos de la fascia, hacemos alusión al tejido conjuntivo propiamente dicho, y, dentro de él, sobre todo al tejido conjuntivo denso, caracterizado por fibras de colágeno anchas y robustas, y al tejido conjuntivo laxo o areolar, que se caracteriza por su abundancia en sustancia fundamental o agua, que contiene pocas células y cuyas fibras son más bien delgadas.

No obstante, hay que saber que existen tres subtipos de tejido conjuntivo: **el tejido conjuntivo embrionario, el tejido conjuntivo especializado y el tejido conjuntivo propiamente dicho.**

1. El **tejido conjuntivo embrionario** comprende:
   - El mesénquima, es decir, el tejido de sostén del embrión, que da origen a varios tejidos en el adulto.
   - El tejido conjuntivo mucoso: el tejido de sostén y de relleno del cordón umbilical.

Es interesante saber que, en el desarrollo del embrión, las fuerzas mecánicas tienen un desarrollo igual de importante que las influencias

---

23. El epitelio es el tejido que recubre la superficie del cuerpo o que tapiza el interior de los órganos huecos, y que está formado por células yuxtapuestas.

genéticas. Por lo mismo, el desarrollo del tejido conjuntivo en el embrión está presente antes que el desarrollo del sistema nervioso.

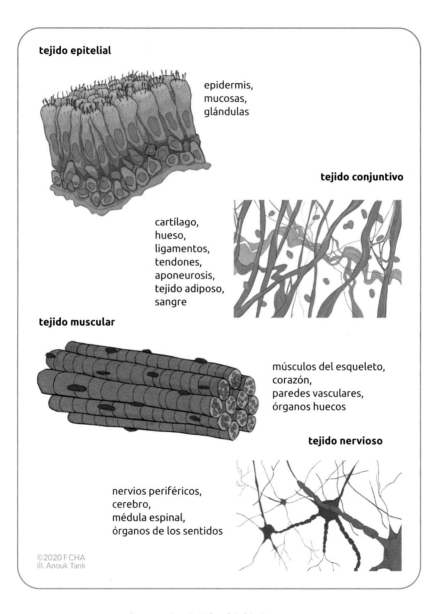

tejido epitelial

epidermis,
mucosas,
glándulas

tejido conjuntivo

cartílago,
hueso,
ligamentos,
tendones,
aponeurosis,
tejido adiposo,
sangre

tejido muscular

músculos del esqueleto,
corazón,
paredes vasculares,
órganos huecos

tejido nervioso

nervios periféricos,
cerebro,
médula espinal,
órganos de los sentidos

Los cuatro tejidos biológicos

2. **El tejido conjuntivo especializado** comprende el tejido adiposo, el hueso y el cartílago; hay que saber que el tejido adiposo tiene una relación importante con la fascia superficial.

El tejido conjuntivo propiamente dicho engloba todos los órganos y cavidades del organismo y los conecta. Separa también un grupo de células de otro. Comprende un amplio espectro de tejidos que separamos en dos grupos: el tejido conjuntivo laxo y el tejido conjuntivo denso.

- El tejido conjuntivo laxo es el que más extendido está en el organismo. Llena los espacios que quedan entre los órganos, los mantiene en su sitio y los protege. Rodea y sostiene asimismo los vasos sanguíneos. Caracterizado por su abundancia en sustancia fundamental, contiene relativamente pocas células y fibras más bien delgadas.
- El tejido conjuntivo denso se caracteriza por fibras de colágeno anchas y robustas, que le dan una fuerza considerable. Se distinguen tres tipos de tejido conjuntivo denso:
  - El tejido conjuntivo denso *elástico*, que está más o menos por todas partes, pero sobre todo en el tejido reticular de los órganos blandos, como el bazo y el hígado.
  - El tejido conjuntivo denso *irregular*, que está en el interior de la dermis o en las paredes de los órganos alimentarios, o incluso en los tejidos glandulares o en ciertas túnicas de órganos.
  - El tejido conjuntivo denso *regular*.
- El tejido conjuntivo denso regular, cuyas fibras son *paralelas* unas a otras, forma los tendones, los ligamentos y las aponeurosis.
- El tejido conjuntivo denso irregular, cuyas fibras de colágeno tienen una organización *en multicapas*, forma las fascias aponeuróticas o las fascias de epimisio.

Incluso las células gliales del cerebro, que actúan como sostén de la estructura y de la función de las neuronas, son consideradas «el tejido conjuntivo» del cerebro. No obstante, la mayoría de las células gliales derivan del ectodermo y no del mesodermo, con excepción de las células microgliales, que, por su parte, se desarrollan en las mismas capas que el resto de la matriz del tejido conjuntivo, el mesodermo.

Estos diferentes tipos de tejidos conjuntivos se están estudiando cada vez más, y se especula sobre los vínculos que pudieran tener entre ellos.[24]

Para aquellos que se interesen por los efectos de la manipulación de los tejidos conjuntivos, es importante conocer, primero, el papel de los diversos elementos que los constituyen.

Composición del tejido conjuntivo

Según su tipo, el lugar en el que se encuentre y su función, la composición del tejido conjuntivo difiere, pero todos los tejidos conjuntivos contienen alguna variedad de **células,** de **fibras y de sustancia fundamental.**

Las células comunes del tejido conjuntivo más abundantes en las fascias se denominan **fibroblastos**, pero recientemente se han descubierto otras células: los **telocitos** y los **fasciacitos.**

Los fibroblastos secretan la sustancia fundamental que los rodea, así como dos proteínas: el colágeno y la elastina. El primero confiere al tejido cierta resistencia al estiramiento, y la elastina posee propiedades elásti-

---

24. Esto es lo que nos dice David Lesondak, terapeuta de Integración estructural y especialista de las fascias, en una conferencia titulada «Fascia and body-mindconnection» en la Universidad de Ulm, en Alemania, en 2015: «Las células gliales, dentro del tejido conjuntivo del cerebro, se comunican mediante ondas de calcio, y no solamente mediante ondas eléctricas. Más pequeñas y más numerosas que las neuronas, las células gliales han sido descuidadas por la ciencia en aras de las neuronas durante por lo menos 100 años, al igual que el resto de las fascias del organismo. Entre las células gliales, están las células microgliales, que son las únicas células gliales que se desarrollan en las capas del mesodermo, durante el desarrollo del embrión, y que se diferencian en la médula espinal. En cierto modo, ellas son el sistema inmunitario del cerebro. Fuera de control, pueden también dañarlo. Todas las demás células gliales proceden del ectodermo y no del mesodermo. Está, por ejemplo, el oligodendrocito, que encontramos por todas partes en el sistema nervioso central y que genera la mielina, el tejido que rodea el axón –la fibra nerviosa que prolonga la neurona–. Están las "células de Schwann", otras células gliales que existen solamente en el sistema nervioso periférico. Tienen relación con los receptores Golgi y Pacini en las fascias y generan la mielina de los nervios periféricos. Después están los "astrocitos", que discriminan e integran el flujo de información entre las sinapsis, producen neurotransmisores y están implicados en la formación de la memoria de los músculos y del aprendizaje. Podemos, pues, formular la hipótesis de que hay una relación entre las células gliales y las experiencias sensorio-motoras, y que sus conexiones funcionan más bien como teléfonos móviles, mediante relaciones químicas, y no como teléfonos de líneas eléctricas fijas».

David Lesondak ha escrito, en especial: *Fascia, what it is and why it matters,* Handspring Publishing, 2017.

cas, como su nombre indica. Entre ambos mantienen el **marco estructural de la matriz extracelular del tejido.**

En el nivel de la **dermis,**[25] por ejemplo, el poder de tracción del tejido conjuntivo es superior al del acero. ¡Si se le estira durante un tiempo muy largo, puede alargarse casi indefinidamente!

La estructura tensorial de las fascias, a la vez flexible y sólida, se comprende mejor cuando se capta el rol de la sustancia fundamental, de la elastina y del colágeno, secretados los tres por los fibroblastos, así como el rol de otras células más recientemente descubiertas en el tejido conjuntivo.

Función de la sustancia fundamental de la fascia

El papel de la sustancia fundamental consiste en lubricar el tejido conjuntivo, absorber los impactos y permitir el paso de cierto número de elementos tras de sí.

Está compuesta de **agua**, de **sales minerales**, de **proteínas** y de **glucosaminoglicanos:** macromoléculas glucídicas, entre ellas la **fibronectina,** los **proteoglicanos** y el **ácido hialurónico.**

– Los **proteoglicanos** son un conjunto complejo de glúcidos y proteínas cuya función consiste en contener el líquido en el tejido conjuntivo.
– La **fibronectina,** por su parte, desempeña un papel importante en la adhesión de las células[26] y empareja mecánicamente la contracción muscular con una vasodilatación local de los vasos sanguíneos de los tejidos.
– El **ácido hialurónico,** a modo de un lubricante,[27] rellena los espacios intercelulares y participa en la cohesión y en la hidratación de los tejidos. Hay una concentración particularmente importante de él en ciertas fascias, como los retináculos,[28] es decir, diez veces más que en el

_____

25. La dermis es la fascia superficial o la capa profunda de la piel.
26. La adhesión de las células es el mecanismo que hace que éstas se adhieran unas a otras o a su medio ambiente.
27. Por ejemplo, en los tratamientos y cirugías estéticos, se utiliza el ácido hialurónico con el fin de rehidratar la piel en el plano de la dermis, la capa de fascia superficial, para rellenar las arrugas. Se emplea también para la artrosis de las rodillas, mediante inyección, con el fin de garantizar el efecto viscoelástico del líquido sinovial, regular los intercambios dentro de la propia articulación y reparar así el cartílago reduciendo el efecto inflamatorio.
28. Retináculo: conjunto de pequeñas tiras fibrosas que encontramos, por ejemplo, alrededor de las muñecas, de los tobillos y de las rodillas.

epimisio de ciertos músculos, tales como los del deltoides del hombro o los del trapecio. La banda ileotibial de la parte lateral del muslo o la aponeurosis de las capas abdominales contienen una concentración intermedia de ácido halurónico.

Hoy en día, esta concentración de ácido hialurónico se asocia al movimiento natural de cizallamiento que se produce en esos sitios y que permite a los tejidos adyacentes deslizarse más. **La manipulación de estas fascias, sobre todo lateralmente, ha mostrado que creaba más ácido hialurónico,** pero todavía es difícil medirlo en los seres humanos vivos.

Función de los fasciacitos

En el nivel de las fascias profundas, Clara Stecco y su equipo han descubierto recientemente una nueva célula a la que han denominado el **fasciacito.**[29] Se trata de una célula que produce una matriz extracelular rica en ácido hialurónico.

Los fasciacitos garantizan y regulan el deslizamiento entre las diferentes capas fibrosas de las fascias, salvo cuando la matriz extracelular está encapsulada entre dos capas de fascia más densa, en un medio más ácido: en ese caso se vuelve pegajosa y fibrosa, **de ahí la importancia de trabajar esos tejidos y de mejorar su renovación.**

Función de los fibroblastos

Los fibroblastos son las células comunes del tejido conjuntivo que producen todos los hidratos de carbono complejos de la sustancia fundamental, así como ciertas células de función inmunitaria. Producen y mantienen la integridad de la matriz extracelular. Son células con dendritas[30] a modo de estrella, que cambian de forma cuando reciben una carga. Como si se tratara de arquitectos, **estas células pueden ser estimuladas de tal manera que creen colágeno más duro o más flexible.** Le debemos a Hélène Langevin[31] el descubrimiento de que estas células están conectadas entre sí, y no aisladas dentro de la matriz extracelular.

---

29. Carla Stecco *et al.*, *The Fasciacytes: A Cell Devoted to Fascial Gliding Regulation,* Wiley Online Library, marzo de 2018.
30. Las dendritas son prolongaciones del cuerpo celular.
31. Hélène Langevin es profesora e investigadora en la Universidad de Vermont, en el departamento de Medicina de las ciencias neurológicas, así como en Harvard y Brigham. Es particularmente conocida por sus investigaciones sobre la acupuntura.

Los fibroblastos se comunican con la matriz extracelular y sus constituyentes intracelulares gracias a unos receptores llamados integrinas, proteínas transmembranales o receptores de adhesión celular, que, en respuesta a fuerzas de estiramiento, activan señales y permiten la transcripción genética.[32]

Thomas Findley explica que los fibroblastos alteran su función en respuesta a la actividad y a la carga a la que están sometidos, modificando así su forma. Están sujetos a cargas cíclicas o continuas, como las expresan las fuerzas de cizallamiento, las compresiones mecánicas y los estiramientos, e incluso cuando hay edemas. De manera sorprendente, cuando una herida está en proceso de curación, los fibroblastos secretan también unas enzimas llamadas **colagenasas,** responsables de la destrucción de los enlaces peptídicos[33] del colágeno, lo que impide la formación excesiva de tejido conjuntivo.

Thomas Findley señala, asimismo, que las **compresiones o estiramientos** cíclicos de los fibroblastos, que implican al 10 por 100 de su elasticidad disponible, duplican la producción de colagenasa, **manteniendo así la flexibilidad de las fascias, siempre y cuando la carga sea intermitente y no sostenida.**

Los fibroblastos proliferan durante los fenómenos de cicatrización y aseguran la solidez del tejido. Las cicatrices de quemaduras, por ejemplo, revelan que la configuración de los fibroblastos es más desordenada, pero **que con cierto tipo de tacto, tienden a aplanarse y a reorganizarse.**

Se comprende, entonces, que es importante, por una parte, moverse, y por otra, encontrar cómo repartir de manera inteligente el peso de cargas y tensiones en el interior de nuestro organismo, porque cuanto más importante sea la carga que reciben las fibras de colágeno, más absorbe y renueva el propio colágeno su propia estructura circundante.

---

32. La transcripción genética es el proceso por el cual los genes que lleva el ADN se codifican en ARN, lo cual permitirá en lo sucesivo la síntesis de las proteínas: la información contenida en los genes sirve para la fabricación de miles de proteínas que intervienen en el funcionamiento de la célula. Así, la primera etapa de expresión de un gen consiste en copiar su información bajo la forma de una molécula cercana al ADN, el ARN o ácido ribonucleico.
33. Enlace peptídico: tipo de enlace que conecta entre sí los veintiún aminoácidos, elementos de construcción de las proteínas.

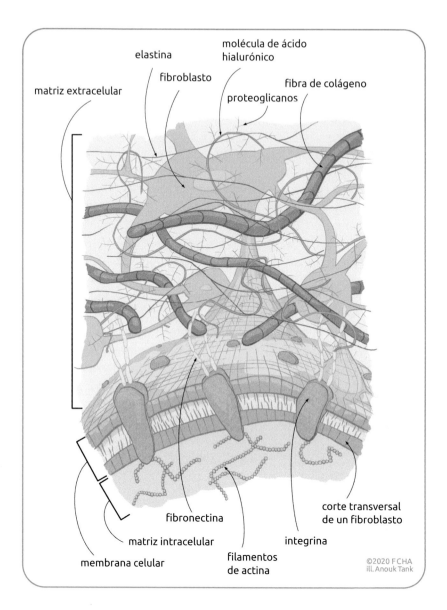

matriz extracelular

elastina

fibroblasto

molécula de ácido hialurónico

proteoglicanos

fibra de colágeno

fibronectina

matriz intracelular

membrana celular

filamentos de actina

integrina

corte transversal de un fibroblasto

©2020 FCHA
ill. Anouk Tank

Fibroblastos, matrices extracelulares e integrinas

Función de los miofibroblastos

Diversos investigadores han descubierto que, en respuesta a las consecuencias deformantes de grandes cargas mecánicas, los fibroblastos cambian su forma y su función y se transforman en **miofibroblastos,** células que contienen actina y miosina, las cuales les confieren capacidad contráctil. Al ejercer estas fuerzas contráctiles, los miofibroblastos ayudan a reparar y a reconstruir un tejido dañado, sobre todo, afirma Findley, si se les aplican diferentes formas de cargas que creen una mecano-transducción,[34] con una influencia significativa de **remodelación y rehabilitación de los tejidos.**

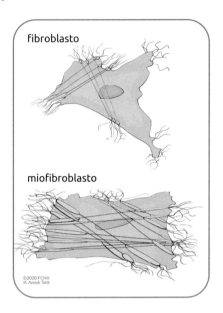

Fibroblastos, miofibroblastos

Función de los telocitos

En 2010, se descubre la presencia de **telocitos,** las células mecano-sensitivas largas y finas especializadas del tejido conjuntivo, no localizables en los microscopios ordinarios al ser tan pequeñas. **Capaces de transmitir impulsos de movimiento en distancias mayores,** solos o asociándose con los fibroblastos y otras células macrófagas,[35] los telocitos tienen varias tareas asociadas con la **reparación de las células, la regeneración y la remodelación del tejido conjuntivo.**[36]

---

34. La mecano-transducción es el fenómeno que permite a una célula recibir una información mecánica en su membrana y ofrecer una respuesta adaptada.
35. Las células macrófagas son células «centinelas» que captan e interceptan cualquier partícula extraña.
36. Véase el artículo de Leon Chaitow: «Telocytes, connective tissue repair and communication», *Journal of Body Work and Mouvement Therapies*, 21, 2017, págs. 231-233.

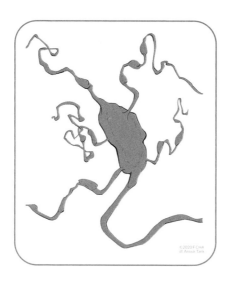

Telocito

Thomas Findley no se detiene ahí y se interesa por el vínculo que existe entre la rigidez de un tejido y la aparición de tumores cancerosos. De lo que se trata es de comprender cómo **promover cierta circulación y flexibilidad de los tejidos mediante manipulaciones,** por una parte, **y con ejercicios de resistencia de palanca corta,** por otra. Según sus investigaciones, los ejercicios de los músculos cortos son más eficaces que los de los músculos largos para promover una microcirculación de los tejidos.

Funciones de los mecanorreceptores sensibles a la presión manual y al *stretching*

A mediados del siglo xx, nos damos cuenta de que las fascias están, sin lugar a dudas, inervadas por **mecanorreceptores** sensibles, entre otras cosas, a la presión manual.

Este dato no lo conocía Ida Rolf, y estos descubrimientos contribuyeron a cambiar el tacto de los especialistas en Rolfing. Este tacto, que se hizo más sensible, poniéndose a la escucha, sin perder ni su intensidad ni su dirección, continúa asociando la manipulación de las fascias al movimiento de los pacientes.

Robert Schleip explica que, además de Rolfing, existen varios métodos de terapias manuales que concentran sus tratamientos en el sistema de las fascias y, mediante presiones manuales, afirman que pueden modificar la disposición de éstas, o, si no, su densidad, su tono y su viscosidad.[37] Rolfing sigue siendo a pesar de todo, según él, el método más rico y más completo.

A Schleip le fascina en particular la **dinámica neural**[38] **de ciertas fascias:** si el sistema de las fascias es reconocido como un importante factor de plasticidad en la organización de la postura y del movimiento, es no sólo por sus propiedades mecánicas de adaptación a la coerción física, sino también gracias a su dinámica neural.

Tan sólo a partir de 1957 pudimos estar en condiciones de demostrar científicamente la presencia de los mecanorreceptores en ciertas fascias.[39] **No solamente tienen un vínculo directo con el sistema nervioso autónomo,**[40] **sino también con el endocrino.** Por ejemplo, varias de las neuronas sensoriales del cerebro entérico, que controlan el sistema digestivo, son mecanorreceptores que, cuando se los estimula, crean cambios neuroendocrinos importantes.

Con el fin de comprender a qué tipo de manipulaciones responden estos mecanorreceptores, familiaricémonos con cada uno de ellos:

---

37. Estas modificaciones han sido verificadas por diversos investigadores cuyos artículos han sido publicados, respectivamente, en 1977 (Ida P. Rolf), en 1980 (Leon Chaitow), en 1990 (Barnes), en 1992 (Cantu y Grodin), en 1993 (Ward) y en 1998 (Paoletti).
38. Neural: relativo al sistema nervioso.
39. Esta prueba la proporcionan, respectivamente, los investigadores Stilwell en 1957, Sakada en 1974, Yahia en 1992 y, por último, Van den Berg y Capri en 1999.
40. El sistema nervioso autónomo se llama también sistema neurovegetativo. Se divide entre el sistema simpático o estado de vigilia, y sistema parasimpático o estado de reposo. Regula las funciones automáticas de la digestión, de la respiración, de la circulación, de la eliminación y del funcionamiento de ciertas glándulas. Steven Porges, en su libro *The Polyvagal Theory*, W. W. Norton & Company, 2011, señala la importancia del sistema vagal bidireccional (aferente y eferente) del sistema parasimpático, en la expresión, la experiencia y la regulación de las emociones.

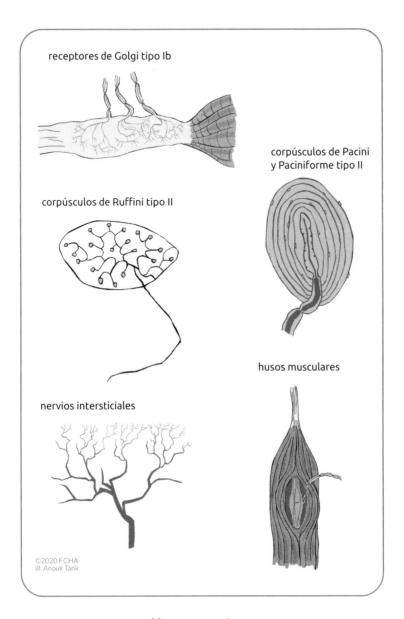

receptores de Golgi tipo Ib

corpúsculos de Pacini
y Paciniforme tipo II

corpúsculos de Ruffini tipo II

husos musculares

nervios intersticiales

©2020 FCHA
ill. Anouk Tank

Mecanorreceptores

Los receptores de Golgi tipo Ib

Los receptores de Golgi se encuentran en el tejido conjuntivo denso. Su densidad es bastante notoria en las uniones miotendinosas, en el plano de los agarres de las aponeurosis, dentro de las cápsulas articulares[41] en tanto que *órgano tendinoso* de Golgi y en los ligamentos de las articulaciones periféricas en tanto que *órgano de las extremidades* de Golgi. Se estimulan, sobre todo, en el momento de la contracción muscular, y son **sensibles al estiramiento lento y fuerte** en las uniones miotendinosas.[42]

Estos receptores responden a la estimulación mediante una disminución del tono muscular[43] en las fibras estriadas con las que están en contacto.

Los corpúsculos de Pacini y Paciniforme tipo II

Estos receptores están sobre todo situados a la altura de las uniones miotendinosas, de las capas capsulares profundas, de los ligamentos espinosos y de la fascia que enfunda músculos y ligamentos. Son sensibles a los cambios debidos a las **presiones rápidas** y son, por ejemplo, reactivos a los ajustes rápidos de los osteópatas y quiroprácticos, a las técnicas de **presión** y **decompresión repentinas,** a las manipulaciones vibratorias, a las **compresiones rítmicas** de las articulaciones, a la sacudida y al balanceo. En general, nos permiten tener un retorno propioceptivo[44] o kinestésico[45] respecto a la coordinación de nuestros movimientos.

Los corpúsculos de Ruffini tipo II

Responden a los **estiramientos laterales** o tangenciales en el plano de las articulaciones periféricas, de la duramadre,[46] de las capas externas de las cápsulas articulares, de la fascia dorsal profunda de la mano y de otros tejidos más generales asociados al estiramiento. **Responden sobre**

---

41. La cápsula articular es un envoltorio de naturaleza fibrosa que recubre una o dos articulaciones y mantiene los huesos en contacto, teniendo sumergido el punto de contacto de ambas en un líquido sinovial.
42. Unión miotendinosa: la unión entre el músculo y el tendón, véase el epimisio, el tejido conjuntivo que une músculo y tendón.
43. El tono muscular es el estado permanente de tensión y resistencia muscular.
44. Propioceptivo: que se refiere a la manera de sentir el propio cuerpo en el espacio y el movimiento.
45. Kinestésico: que hace referencia a la percepción de los desplazamientos de las diferentes partes del cuerpo. A día de hoy, el término propioceptivo engloba la descripción del término kinestésico.
46. La duramadre es el tejido que envuelve la médula espinal.

todo a la presión lateral lenta y sostenida, y parece que hacen que se derritan los tejidos, que se vuelven simultáneamente más tiernos y viscosos, inhibiendo la actividad del sistema nervioso simpático autónomo.

Los nervios intersticiales

Por lo general, los nervios que se rematan en terminaciones nerviosas libres suelen estar repartidos en dos grupos:

— **Las neuronas del grupo III** contienen una hoja finísima de mielina; también se denominan fibras A-delta.
— **Las fibras del grupo IV** no tienen ninguna hoja de mielina alrededor de su axón, y también se las llama fibras C.

Juntas, estas neuronas se describen como nervios intersticiales. Son las más abundantes en el plano de ciertas fascias, en general con una densidad alta en el nivel del periostio,[47] y existen incluso en el interior de los huesos. **Tienen una función sensorial que puede ser, o bien nociceptiva,[48] o bien mecanorreceptora, o incluso cumplir otras funciones.**

Una proporción importante de estos nervios intersticiales está directamente conectada con nuestro sistema nervioso autónomo, en particular con **el sistema nervioso simpático que prepara el cuerpo para la acción.**

Cuando existen estimulaciones fuertes de estos receptores, aumenta el fenómeno de vasodilatación,[49] así como la extrusión del plasma sanguíneo: cuando estas terminaciones están próximas a vasos sanguíneos, **regulan el aporte sanguíneo, creando una dilatación de las arteriolas y una extrusión del plasma sanguíneo.**

El papel de las terminaciones nerviosas simpáticas en las fascias más alejadas de los vasos sanguíneos todavía no se conoce, pero existen especulaciones sobre su eventual función trófica:[50] podrían influir en la bioquímica de su entorno directo y comunicarse con el sistema inmunitario.

Hay una densidad elevada de terminaciones nerviosas libres en las fascias superficiales, justo entre la dermis y los músculos, así como en los

---

47. El periostio es el contorno de los huesos.
48. Nociceptivo/a: relativo a la nocicepción, reacción de receptores sensitivos provocados por estímulos que amenazan la integridad del organismo.
49. La vasodilatación es el aumento del diámetro de los vasos.
50. Trófico: relativo a la nutrición de los tejidos u órganos.

retináculos, que desempeñan un importante papel en la **propiocepción,** el sentido de cómo nos movemos en el espacio, y nos proporcionan la idea del posicionamiento de las diferentes partes de nuestro organismo en ese espacio. Por eso es importante estimularlos mediante las manipulaciones que propone Rolfing.

Las terminaciones nerviosas libres se encuentran asimismo en las fascias viscerales, cuyas conexiones con el cerebro se dirigen principalmente hacia el córtex insular, la parte del cerebro que desempeña un papel en varias funciones ligadas a las emociones y a la regulación de la homeostasis de nuestro organismo. **Estimulando estos receptores, es como si mejoráramos la interocepción, es decir, la percepción interna que concierne a nuestras necesidades biológicas y nos encamina hacia nuestro bienestar[51] o nos aleja de él.**

Robert Schleip sostiene que la **presencia atenta** de los pacientes en la manipulación tiende a favorecer los efectos a la vez propioceptivos e interoceptivos del tratamiento.

Más o menos el 50 por 100 de nuestras terminaciones nerviosas libres son **polimodales,** es decir, que pueden ser nociceptivas o cumplir una función mecano-sensorial más general, en función de diferentes factores, como el contexto o el histórico de la carga que soportan.

La aportación de los nervios sensoriales conectados con la médula espinal suele clasificarse, la mayoría de las veces, de manera competitiva; a saber, que **la nocicepción inhibe la propiocepción y viceversa.** Una vez que se amaga el proceso de nocicepción, en particular en las situaciones de dolor crónico, por lo general, la médula espinal también se ve comprometida, lo mismo que el cerebro. **En ese caso, es necesario intervenir en varios niveles para asegurar que el cerebro perciba la situación como segura e invierta su modo reactivo de autoprotección mediante el dolor.** De ahí la importancia de la tonalidad de la voz de los especialistas, más bien suave y que infunda ánimos, de un tacto que invite y de una valorización de todas las partes del organismo que funcionan de la mejor manera.

Los husos musculares
Los husos musculares son **receptores sensoriales motores** encapsulados dentro de los músculos, la mayoría de las veces en el perimisio, para-

---

51. Están, por ejemplo, el sentido del calor, del frío, de la actividad muscular o vasomotora, de los latidos del corazón, de la distensión de los órganos, de la piel, del hambre, de la sed.

lelos a las fibras musculares.[52] También contienen fibras musculares contráctiles que les otorgan **una sensibilidad propioceptiva.** Son sensibles
a la actividad de los músculos sin que nosotros seamos forzosamente
conscientes y **desempeñan un papel capital en el mantenimiento de la
postura.** Cuando son necesarios, tienden a aumentar la contracción del
músculo y proporcionan informaciones relativas a la actividad y la tensión del músculo, mediante señales que se envían en forma de impulso
eléctrico a los metámeros de la médula espinal,[53] al tronco cerebral y al
cerebelo.

Existen dos clases de husos musculares: **los dinámicos y los estáticos.**
Los dinámicos responden mediante la elongación o la compresión a los
cambios de longitud del músculo y a la velocidad a la que ese cambio se
produce, mientras que los estáticos tan sólo responden a los cambios de
longitud del propio músculo.

Al encontrarse en los lugares de transmisión de fuerzas, los husos
musculares no están distribuidos de igual manera dentro de los músculos, sino que están repartidos en relación con la actividad de los músculos
y los tendones, en el emplazamiento de los septos.[54]

Es importante saber que la inervación de un músculo es seis veces menos densa o rica en comparación con la inervación de los tejidos
fasciales que están en relación con ese mismo músculo. En efecto, hay
más o menos seis veces más de otras terminaciones nerviosas en las fascias de un músculo particular que husos musculares existen en ese mismo músculo.

Observamos, asimismo, que la rigidez o la flexibilidad del perimisio
influyen en la sensibilidad de los husos musculares, aunque el fenómeno
no sea lineal.[55]

Es importante también señalar que las fascias de los nervios periféricos muchas veces son las primeras en volverse fibrosas, en especial después de una inflamación, **de ahí la importancia de manipularlas, antes
de que la fibrosidad se propague más.**

---

52. Las fibras musculares forman la parte contráctil de los músculos.
53. Metámero: aquí, el territorio de inervación motora o sensitiva que depende de un nervio de la columna vertebral.
54. Septos o tabiques de las fascias.
55. Un perimisio muy rígido puede obstruir la sensibilidad de los husos musculares. No obstante, un aumento de la rigidez puede, en ocasiones, también aumentar el impulso de
transmisión a los husos musculares, mientras que un perimisio de calidad floja y líquida
absorberá una deformación mecánica antes de que alcance al huso muscular.

Aquí, el trabajo se efectúa sobre la región braquial posterior.[56]

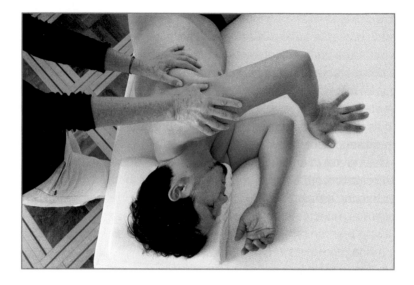

El trabajo manual es capital con el fin de crear un deslizamiento mejor entre los envoltorios de las fascias que se unen al hueso, así como para activar los receptores Golgi en el plano de la transición de los músculos y de los septos. Así tratamos los músculos y los tejidos conjuntivos en su conjunto, como unidades funcionales, estimulándolos mediante el movimiento.

En el enfoque del Rolfing® Mouvement, la educación del movimiento dentro del contexto de la gravitación terrestre, vemos que los **husos musculares** tienen un papel preponderante a la vez sobre la propiocepción y sobre el aprendizaje del movimiento cuando tenemos en cuenta el factor de la fuerza de la gravedad. Son más numerosos en los músculos de los ojos y en los suboccipitales conectados con la estimulación del oído interno, así como en los músculos posturales antigravitatorios, muchos de los cuales se sitúan en la parte posterior del cuerpo.

---

56. Deseo rendir homenaje a Jean-Pierre Barral y Alain Croibier, osteópatas cuya fama no necesita valedores y autores de numerosos libros de osteopatía. Gracias a la existencia del Munichgroup, sus inestimables cursos sobre la manipulación de los nervios periféricos y otros temas apasionantes han enriquecido a no pocos profesionales de Rolfing y osteópatas reunidos.

Volvamos un momento sobre las diversas funciones de las fascias que Andrew Taylor Still había intuido y a partir de las cuales construyó su método Ida P. Rolf.

Funciones de las fascias

La red de las fascias constituye un órgano de la forma, con función cobertora y deslizante

Omnipresente, el sistema de las fascias asegura una continuidad en el conjunto de nuestro organismo y constituye un auténtico «órgano de la forma».[57] Andrew T. Still hablaba de la función cobertora y deslizante de la fascia y señalaba que el hecho de categorizar los órganos dándoles nombre ocultaba la continuidad inherente de su estructura en capas. Hoy en día, según el reparto de la fascia y la orientación de sus fibras, se puede deducir cuáles son sus funciones anatómicas y también **a qué aplicaciones de presiones, de estrés y de fuerzas de cizallamiento** están sometidas las diferentes estructuras de nuestro organismo.

Por otro lado, Thomas Findley explica que los **fibrocitos,** es decir, los **fibroblastos en reposo, orientan la dirección de los fluidos** dentro del cuerpo y, por consiguiente, **el flujo venoso:** es el caso, por ejemplo, durante la marcha o la carrera, cuando las pantorrillas actúan como una bomba o un segundo corazón que ayuda al retorno venoso.

Precisa también que, en el caso de aparición de un edema cuando nos damos un golpe, por ejemplo, **aumenta** considerablemente el **flujo** en el interior de la matriz extracelular, gracias a una **distensión de las fibras de colágeno** de la matriz. Esas fibras se aflojan, lo que permite que el líquido salga de ellas y absorba los fluidos que salen de los capilares. Todo esto ayuda a comprender el papel activo que tiene la fascia en relación a una constante **dinámica de los fluidos** en el organismo.

---

57. Así es como define el sistema de las fascias R. Garfin en San Diego et col. en 1981 y los investigadores chilenos Francisco Varela y Samy Frenk en 1987. «The organ of form: towards a theory of biological shape», Francisco J. Varela, Samy G. Frenk, 1987, DOI: 10.1016/0140-1750(87)90035-2, Corpus ID: 84539184.

La red de las fascias es un órgano postural de ajuste tensorial

Ida Rolf hablaba de «órgano postural», lo que indica la cualidad de modelable de la fascia y que se adapta a todo tipo de coerciones. En efecto, **el tejido conjuntivo transporta las informaciones de presiones y de tensiones a la velocidad del sonido y, por consiguiente, con más rapidez que a través de los impulsos nerviosos.** Ciertas investigaciones han mostrado que las estructuras intracelulares, es decir, las fibras situadas en el interior de las células de las propias fascias, responden a las fuerzas extracelulares, a las fibras que hay fuera de las células. Así, estas estructuras **sostienen y transmiten tensiones y compresiones.**

El sistema de las fascias no puede, pues, ser considerado como un simple envoltorio, sino más bien como **una estructura tensorial.**

Ida Rolf habla ya de estructura de **«tensegridad»** y menciona que los huesos, esas unidades de tejido conjuntivo especializado, son entonces como islotes que responden a vectores de fuerza y actúan como **distribuidores de espacio** más que ser los únicos elementos portadores de nuestra estructura física en el seno de la red de las fascias.

Las fascias son transmisores de fuerza en el sistema locomotor

Durante la marcha o la carrera, pero sobre todo al saltar o dar saltitos, las fascias son **transmisores de fuerza** y funcionan como **muelles.** En efecto, el tejido conjuntivo de las fascias posee una capacidad de **almacenaje elástico,** a la que se debe que, cuando las fibras musculares se ponen rígidas de manera casi isométrica, los elementos de las fascias se alargan en la dirección opuesta, y después se acortan de nuevo de manera elástica.

Así, cuanto más aprendemos a utilizar esta capacidad elástica de las fascias, que estimula cierto **rebote del movimiento,** menos necesario es el músculo para la locomoción, a no ser para imprimir cierto ritmo al movimiento, detenerlo, acelerarlo y modularlo.

El sistema de las fascias constituye un verdadero órgano sensorial u órgano de propiocepción

Así es como describe las fascias en su libro *Homo hapticus*[58] el Dr. Martin Grünwald en la Universidad de Leipzig. En 2016, manifiesta que existen

---

58. Véase el libro *Homo Hapticus*, de Martin Grünwald, en ediciones Droemer Knaur, 2018.

más de **100 millones de receptores sensoriales** en la totalidad de la red de nuestras fascias, la mayoría de los cuales son receptivos al **estiramiento,** y otros a la **compresión,** y que envían la información, por una parte, a la médula espinal y, por otra, al cerebro, **modificando así la representación que tenemos de nosotros mismos.** Tomando como base esta publicación, Carla Stecco y Robert Schleip realizaron, más tarde, en colaboración con Martin Grünwald, una nueva investigación sobre la riqueza de la inervación fascial. Esta vez incluyen no sólo las fascias propiamente dichas a las que Grünwald había tenido en cuenta, sino también el «sistema fascial» más extendido y más funcional, que comprende los tejidos conjuntivos laxos, los tejidos conjuntivos intramusculares, etc. Esta vez, su cálculo arroja 250 millones de nervios sensoriales. Afirman que el sistema fascial constituye, por consiguiente, con mucho, el órgano sensorial más importante del cuerpo humano.

La plasticidad de las fascias se alía con una dinámica neural

Andrew T. Still intuye ya en vida que la fascia está inervada, pero hasta mediados del siglo xx no se puede demostrar, cuarenta años después de su fallecimiento. El sistema de las fascias es reconocido como un importante factor de plasticidad en la organización de la postura y del movimiento, no sólo por sus propiedades mecánicas de adaptación a la coerción física, sino también gracias a su dinámica neural.

Hemos hablado en detalle del papel de los diversos mecanorreceptores presentes en el interior de las fascias: **los receptores de Golgi, Pacini, Ruffini, los nervios intersticiales y los husos musculares.** El cambio de textura de los tejidos al tacto, particularmente del tejido conjuntivo denso, nos indica que **el sistema nervioso participa en él y que, mediante esos receptores, se produce cierta forma de regulación.** Podemos, pues, crear un deslizamiento mejor de los septos, allí donde se encuentra la mayor cantidad de husos musculares, trabajar en el plano de la transición del músculo hacia los septos, ahí donde se sitúan los órganos tendinosos de Golgi, y trabajar con los músculos y los tejidos conjuntivos como unidades funcionales.

Osteópatas, practicantes de Rolfing y fasciaterapeutas trabajan con el conjunto de las fascias. El tacto y el eje de intervención difieren según el método y el especialista. Cuando se trata de integrar los efectos de las manipulaciones sobre las fascias en nuestra postura cotidiana en relación con la fuerza de la gravedad, vemos que la experiencia que vamos a realizar es la de una auténtica **«función tónica»** a través de la dinámica neural del sistema de las fascias con el fin de coordinar de manera diestra nuestros movimientos y de aprovechar el efecto elástico de las fascias.

Investigaciones efectuadas sobre Rolfing y la Integración Estructural

Nuevas perspectivas e investigaciones realizadas por profesionales de Rolfing o especialistas de la Integración Estructural sobre sus beneficios muestran que Rolfing tiene implicaciones importantes para la salud. Ciertas enfermedades o síntomas, tales como la **fibromialgia, la parálisis cerebral** y los sempiternos **dolores de espalda** se han estudiado de modo más particular (*véase* el capítulo «Recursos»).

Dentro del ámbito de la psicología, ciertas investigaciones realzan el bienestar que procura Rolfing en relación con el **estrés** y la **ansiedad** (*véase* el capítulo «Recursos»).

En la Universidad de Ulm, en Alemania, Robert Schleip y su equipo multiplican sus investigaciones dentro de los campos siguientes:[59]

— Analizan la función de la fascia lumbar al andar.
— Realizan el examen mecanográfico e histológico de la contractividad activa de la fascia.
— Analizan las respuestas de la fascia a la manipulación terapéutica y al *stretching* activo y pasivo.
— Observan el papel de los canales potásicos activados por el calcio en la proliferación de los miofibroblastos y cuando se producen enfermedades fibroproliferativas.[60]

Robert Schleip explica que, en la parte baja de la espalda, los dolores difusos en oposición con los dolores punzantes pueden ser el resultado de **microdesgarros de la fascia lombo-dorsal, que ni sería suficientemente requerida por movimientos pequeños ni estaría lubrificada, y**

---

59. Fascia Research Group, Universidad de Ulm, 2019.
60. Nuevas investigaciones muestran que el fenómeno de fibrosidad con proliferación irregular y caótica de fibras de colágeno de tipo 1 parece iniciarse en ciertas porciones del epimisio alrededor de los haces neuromusculares (en los que se encuentran el nervio, la arteria y la vena), para después proliferar más allá. Es el caso de ciertas cicatrices y de la parálisis cerebral motora.

tendría tendencia a volverse fibrosa. Si la atención del paciente alimenta una percepción precisa de los lugares mediante un tacto detallado o ciertos movimientos, **el efecto del dolor puede verosímilmente ser sustituido por otras sensaciones propioceptivas.**

Explica asimismo que es importante evaluar, en el plano del tacto, si es la capa de las fascias o el tono muscular en sí el que parece más afectado, tenso o menos libre con el fin de elaborar un acercamiento que pueda tener en cuenta la necesidad subyacente de los pacientes **de relajar una tensión neuromuscular o, de lo contrario, de liberar adhesiones en las propias fascias.**

También afirma que, en los tejidos conjuntivos laxos, bajo la dermis, se puede percibir con un tacto lento el líquido que se aloja en bolsitas muy pequeñas en el interior del propio tejido conjuntivo.

Ese líquido puede necesitar ser renovado, y la presión de los dedos y lo que ocurre en los lados de esa presión será lo que, en un primer momento, deshidratará el tejido y separará las propias capas de la fascia, y, por último, le aportará cierta renovación. En efecto, si bien el 10 por 100 del líquido «viejo» se va a través del sistema linfático, el 90 por 100 se aloja en pequeñas vénulas[61] y después es sustituido por líquido fresco procedente del plasma sanguíneo, **es decir, por agua que contiene menos desechos o células inflamatorias.** Porque las inflamaciones, la falta de oxígeno y la falta de movimiento, así como ciertos alimentos, crean más acidez en los tejidos y los hacen más propensos a sufrir estancamientos.

El campo de investigación sobre las fascias está en plena expansión. Cabe esperarse aún muchísimos descubrimientos en estas próximas décadas.

---

61. Una vénula es un vaso pequeñísimo de la microcirculación, que permite a la sangre regresar al lecho capilar para drenar vasos sanguíneos más anchos, las venas.

Conclusión

● ● ● ● ● ● ● ● ● ● ● ● ● ● ● ●

Hablar de Rolfing o del sistema de las fascias en ningún caso sustituye a la experiencia que se puede vivir con Rolfing. ¡Quienes tendrían que escribir de esto son las personas que lo experimentan!

Lo que deseo añadir, no obstante, es que el trabajo de Rolfer es simplemente fascinante. Primero, porque implica compartir, y, después, porque la transformación de las personas que acuden a nosotros es perceptible, algo así como en una película que pusieran a velocidad rápida. Esta transformación nos permite ver el momento de la expansión del potencial que cada uno tiene a su disposición en cualquier etapa de su vida. Aunque el tiempo que nos quede por vivir sea breve o nuestro reservorio de energía sea pequeño, siempre existe un medio de hacerlo fructificar conociéndose más a sí mismo.

Con mucha frecuencia, las personas que acuden a nosotros nos hablan de su necesidad de cambiar. Pero ¿no estamos ya en constante transformación? Lo que precisamos ¿no es más bien permanecer en el ojo del huracán de ese perpetuo cambio: tener referencias, apoyarnos en una escucha de nosotros mismos y en nuestra manera de ponernos en conexión con nuestro entorno?

Cada vez se habla más de biotecnología y de instrumentos que pueden establecer verdaderos diagnósticos sobre nuestro estado de salud, lo cual es, ciertamente, ingenioso. Aparte de los instrumentos más que conocidos por el público, tales como la radiografía, el escáner y la imagen por resonancia magnética, existe, por ejemplo, la biorresonancia:[1] sobre los pies se pueden instalar unos sensores de ondas electromagnéticas que evalúan cómo circulan nuestra sangre y nuestra linfa, cuáles son

---

1. La biorresonancia es un procedimiento terapéutico que propone captar las ondas electromagnéticas emitidas por el cuerpo de un paciente con un aparato especial que las modifica y las redistribuye por el organismo.

nuestros músculos tensionados, nuestros nervios pinzados, nuestras arterias estrechadas. Pero ¿cómo establecer nosotros mismos un vínculo concreto con nuestro organismo y el potencial que en él se oculta? Nuestras manos, el contacto, el intercambio verbal, ¿no están acaso a nuestra disposición para eso?

Con la historia de Rolfing (y, por supuesto, antes que ésta la de la osteopatía), se construyó, o se rescató del olvido, una destreza respecto al tacto y a acercarse al otro. ¡Qué suerte poderlos abordar! No obstante, Ida Rolf nos pone en guardia respecto a nuestros *a priori*: «Una parte de los objetivos de la educación hoy en día es hacer seguro el terreno en el que está un estudiante. Pero el único terreno que le proporciona seguridad a un Rolfer es establecer relaciones equilibradas en el organismo humano, y ese terreno no puede convertirse en algo sólido como una pared».[2]

Asimismo, dirigiéndose a los Rolfers, insta: «Tenéis que obtener un nuevo modelo que sea apropiado dinámicamente al movimiento del peso del organismo. Cuando utilizáis la palabra "movimiento" junto con "peso", sois conscientes de que habéis vuelto a la fuerza de la gravedad. No podéis escapar de ella. Ahora, espero que esto os dé pie para meditar. Porque, a menos que esta noción entre en vuestros pensamientos, nunca seréis Rolfers. Haréis manipulación, pero los practicantes de Rolfing trabajan con la fuerza de la gravedad».[3]

Para concluir, me parece importante aclarar que Rolfing no es la panacea, sino una experiencia que cada uno debe someter a la prueba de su realidad. Cuando uno desconoce su cuerpo, cuando está pasando por dificultades o siente dolor, el reflejo es protegerse y hacer lo mínimo posible. Por desgracia, cuanto menos nos movemos, menos ganas tenemos de hacerlo y más sentimos nuestro organismo como un peso pesado: es un círculo vicioso.

---

2. «Part of the goal of present-day education is to get secure ground on which to stand. A Rolfer's only secure ground in a body is to establish balance relationship. That is your secure ground and you can not convert it into something that is solid like a wall». *Ida Rolf Talks About Rolfing and Physical Reality,* Rosemary Feitis, 1978.
3. «You have to get a new pattern that is appropriate dynamically to movement of weight. By the time you use the word movement with the word weight, you realize that you are back to gravity again. You can't get away from it. Now I hope that this will give you something that you can meditate on. Because unless it gets a hook into your thinking, you will never be rolfers. You will do manipulation, but rolfers work with gravity», Ibídem.

Respecto a esto, Rolfing ofrece un camino inverso, un auténtico trampolín destinado a todas y todos aquellos que desean recuperar una sensación de sostén corporal, así como comodidad en el movimiento, volviendo a dar voz a todo lo que está vivo dentro de ellos, desea expresarse y establecer vínculos.

Recursos

● ● ● ● ● ● ● ● ● ● ● ● ● ● ●

Investigaciones efectuadas sobre Rolfing y la Integración Estructural

Beneficios de Rolfing sobre la salud

BERNAU-EIGEN, M.: «Rolfing: a somatic approach to the integration of human structures», *Nurse Pract forum,* 1998, 9 de diciembre, 9 (4): 235-242.

COTTINGHAM, J. T.; PORGES, S. W.; LYON, T.: «Shifts in pelvic inclination angle and parasympathetic tone produced by Rolfing soft tissue manipulation», Frances Nelson Health Center, Champaign, IL 61820, Phy Ther, marzo de 1988, 68 (3): 352-356.

GRIMM, D.: «Cell biology metes Rolfing», Biomedical research, *Science,* 23 de noviembre de 2007, 318(5854): 1234-1235.

JACOBSON, E.: «Structural Integration, an alternative method of manual therapy and sensorimotor education», Departament of Global Health and Social Medicine, Harvard Medical School, 2011, Boston MA, USA.

JAMES, H.; CASTANEDA, L.; MILLER, M. E.; FINDLEY, T.: «Rolfing structural integration treatment of cervical spine», J *Bodyw Mov Ther.,* 13 de julio de 2009 (3): 229-238. doi: 10.1016/j. jbmt. 2008.07.002 Epub 2008 Sep 13.

JONES, T. A.: «Rolfing», *Phys Med Rehabil Clin N Am.,* noviembre de 2004, 15 (4): 799-809, vi.

SANTORO, F.; MAIORANA, C.; GEIROLA, R.: «Neuromuscular relaxation and CCMDP. Rolfing and applied kinesiology», *Dent Cadmos,* 15 de noviembre de 1989, 57 (17): 76-80 (en italiano).

Beneficios de Rolfing sobre la fibromialgia

STAL, P.; KOSOMI, J. K.; FAELLI, C. Y. P.; PAI, H. J.; TEIXERA, M. J.; MARCHIORI, P. E.: «Effects of Structural Integration Rolfing method and acupuncture on fibromyalgia», 2015, *Rev. Dor Sao Paolo,* 16 (2), 96-101.

STAL, P.; TEIXERIA, M. J., «Syndromes of fibromyalgia treated by the Structural Integration Rolfing method», 2014, *Rev. Dor Sao Paolo,* 15 (4), 248-252.

Beneficios de Rolfing sobre la parálisis cerebral

HANSEN, A.; PRICE, K. S.; FELDMAN, H. M.: «Myofascial treatment for children with cerebral palsy: a pilot study of a novel therapy», *Pediatric Academic Society Annual Meeting,* Vancouver, BC. Canadá, mayo de 2010.

—: «Myofascial structural Integration for Young children with spastic cerebral palsy», 2015, *Journal of Evidence-Based Complementary & Alternative Medicine,* 17 (2), 131-135.

HANSEN, A.; PRICE, K. S.; LOI, E. C.; BUYSSE, C. A.; JARAMILLO, T. M.; PICO, E. L.; FELDMAN, H. M.: «Gait changes following myofascial structural integration (Rolfing) observed in 2 children with cerebral palsy», *Journal of Evidence Based Complementary & Alternative Medicine,* 2014, 19 (4), 297-300.

LOI, E.; BUYSSE, C. A.; HANSEN, A. B.; PRICE, K. S.; JARAMILLO, T. M.; FELDMAN, H. M.: «Gross motor function improves in Young children with spastic cerebral palsy after myofascial structural integration therapy», *Society for Developmental and Behavioral Pediatrics Annual Meeting,* septiembre de 2013.

PERRY, J.; JONES, M. H.; THOMAS, L.: «Functional evaluation of Rolfing in cerebral palsy», *Dev Med Child Neurol,* diciembre de 1981 (236): 717-729.

Beneficios de Rolfing sobre los dolores de espalda

BAUR, H.; GATTERER, H.; HOTTER, B.; KOPP, M.: «Influence of structural Integration and fascial fitness on body image and the perception of back pain», Department Sport Science, Universidad de Innsbruck, Austria, *J. Physther Sci,* junio de 2017, 29(6): 1010-1013. Doi: 10.1589/jpts.20. 1010. Epub 2017, Jun 7.

JACOBSON, E.; MELEGER, A.; BONATO, P.; LANGEVIN, H.; KAPTCHUK, T.; DAVIS, R.: «Structural Integration as an adjunct to out patient rehabilitation for chronic non specific low back pain: a randomized pilot clinical trial», *Journal of Evidence-Based Complementary and Alternative Medicine,* 2015: 813418.

Schleip, R. *et al.*: carta al editor «A hypothesis of chronic back pain: ligament subfailure injuries lead to control dysfunction» (M. Panjabi), *European Spine Journal*, 2007, 16, 1733-1735.

Beneficios de Rolfing en relación con el estrés y la ansiedad

Hunt, V. V.; Massey, W.; Weinberg, R. S.; Bruyere, R.; Hahn, P. M.: «A study of Structural Integrationfrom neuromuscular, energy field & emotional approaches», *Research Report submitted to Rolf Institute*, UCLA Dept. of Kinesiology, 1977.

Prado, P.: «Exploratory studies of the psychobiological dimension of the Rolfing Method of Structural Integration», 2006.

Pratt, T. C.: «Psychological effects of Structural Integration», *Psychological Reports*, 35(2): 856-1974.

Silverman *et al.*: «Stress, stimulus intensity control and the Structural Integration technique», *Confinia psychiatrica* 16 (3): 201-19, 1973.

Weinberg, R. S. ; Hunt, V. V.: «Effets de l'Intégration Structurale sur les états d'anxiété», *Journal de Psychologie clinique*, 35 (2), 1979.

Referencias: Ida Rolf

Feitis, R.: *Ida Rolf talks about Rolfing and physical reality*, 1978, ediciones Harper and Row.

Feitis, R. y Schultz, L.: *Remembering Ida Rolf*, 1977, editado por Feitis et Schultz.

Rolf, I. P., Levene, Ph. A.: *Three Contributions to the Chemistry of the Unsaturated Phosphatides,* Waverly Press, 1922.

Rolf, I. P. y Pierce, R., Ph. D., «The Rolfing Technique of Connective Manipulation», 1976, revisado en 2003, un folleto introductorio sobre Rolfing, que pertenece ahora al Dr. Ida Rolf Institute.

Rolf, I. P.: «Gravity, an Unexplored Factor in a More Human Use of Human Beings», artículo publicado en *Systematics. The Journal of The Institute for the Comparative Study of History, Philosophy and the Sciences,* V. 1, núm. 1 (junio de 1963), 67-84. Este artículo pertenece ahora al Dr. Ida Rolf Institute.

—: «Structural Integration, a Contribution to the Understanding of Stress», reedición de la revista científica suiza *Confinia Psychiatrica*, 1973. Este artículo pertenece ahora al Dr. Ida Rolf Institute.

—: *Rolfing: The Integration of Human Structures*, 1977, ediciones Dennis-Landman [Trad. cast.: *Rolfing: la integración de las estructuras del cuerpo humano*. Barcelona: Urano, 1994].

—: «The Vertical-Experiential Side to Human Potential», *Journal of Humanistic Psychology*, 1978. Este artículo pertenece ahora al Dr. Ida Rolf Institute.

—: «Structure, A New Factor in Understanding The Human Condition», 1978, folleto presentado en Los Ángeles, California, con ocasión de la conferencia sobre «Explorers of Human Kind». Este artículo pertenece ahora al Dr. Ida Rolf Institute.

—: *Reestablishing the natural alignment and structural integration of the human body for vitality and well-being*, 1989, Inner Tradition/Bear, edición revisada de *Rolfing: The Integration of Human Structures*.

—:*Rolfing and Physical Reality*, Rochester VT: Healing Arts Press, 1990, reedición de *Ida Rolf talks about Rolfing and physical reality*.

Para todas las publicaciones o artículos en inglés sobre Rolfing, hay que remitirse al «Rolf Institute store» en Internet.

Otras publicaciones

BRECKLINGHAUS, H. G.: *Rolfing Intégration Structurale* (traducido del alemán), Edición BOD, 2012.

FROMENT, Y.: «Therapeutic renewal. Rolfing or structural integration», *Gesundheits - Krankenpflege*, junio de 1984, 77 (6): 68-69.

JOHNSON, D.: *Le Rolfing: Bâtissez-vous un nouveau corps* (traducido del inglés), París, Retz, 1981, colección La psychologie dynamique (no reeditado).

RASKIN, V.: *Le Rolfing: Une forme de somato-psychothérapie*, París, Maloine, 1989 (no reeditado).

Índice

• • • • • • • • • • • • • • • • •

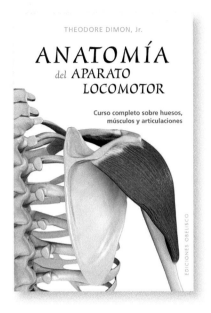

THEODORE DIMON, Jr.

ANATOMÍA
del APARATO
LOCOMOTOR

Curso completo sobre huesos,
músculos y articulaciones

EDICIONES OBELISCO

Anatomía del aparato locomotor es un curso completo sobre huesos, músculos y articulaciones, ideado para profesionales de la danza, profesores de Educación Física, estudiantes y terapeutas al alcance del gran público. Theodore Dimon desmitifica a la vez que da vida a las estructuras y mecanismos del cuerpo humano en esta obra que cuenta con unas innovadoras ilustraciones realizadas a partir de un modelo digital y tridimensional. En ella, no sólo se trata la terminología anatómica, sus relaciones y funciones, sino la interrelación de los principales sistemas funcionales y también las estructuras orgánicas relacionadas con la respiración y la vocalización.